非物质文化遗产临床经典读本

第一辑

汤本草

（第二版）

元·王好古◎著

张永鹏◎校注

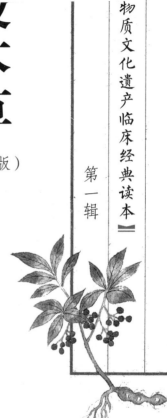

中国健康传媒集团

中国医药科技出版社

图书在版编目（CIP）数据

汤液本草 /（元）王好古著；张永鹏校注 . —2 版 . — 北京：中国医药科技出版社，2019.7

（中医非物质文化遗产临床经典读本）

ISBN 978–7–5214–0817–1

Ⅰ . ①汤… Ⅱ . ①王… ②张… Ⅲ . ①本草－中国－元代 Ⅳ . ① R281.3

中国版本图书馆 CIP 数据核字（2019）第 032386 号

美术编辑 陈君杞
版式设计 也 在

出版 **中国健康传媒集团** | 中国医药科技出版社
地址 北京市海淀区文慧园北路甲 22 号
邮编 100082
电话 发行：010 – 62227427 邮购：010 – 62236938
网址 www.cmstp.com
规格 880 × 1230mm $\frac{1}{32}$
印张 5 $\frac{3}{8}$
字数 106 千字
初版 2010 年 12 月第 1 版
版次 2019 年 7 月第 2 版
印次 2023 年 3 月第 3 次印刷
印刷 三河市万龙印装有限公司
经销 全国各地新华书店
书号 ISBN 978–7–5214–0817–1
定价 **18.00 元**

获取新书信息、投稿、为图书纠错，请扫码联系我们。

《汤液本草》由元代名医王好古著。好古，字进之，号海藏，赵州（今河北赵县）人。"好古受业于洁古，而讲肄于东垣"，为易水学派之重要人物。王氏认为《神农本草》《伊尹汤液》为医家正学，故撰该书以论药议方。

全书共分三卷。上卷，相当于总论部分。首列五脏苦欲补泻药味和脏腑泻火药，此后收载东垣先生《药类法象》，东垣先生《用药心法》及海藏老人《汤液本草》等药性理论内容。卷中及卷下，为各论部分，载药242种，分草、木、果、菜、米谷、玉石、禽、兽、虫9部。各药先述气味良毒、归经，继则载录各家论述。全书医药紧密结合，阐述药物条例分明，简明扼要，集诸名家用药实践及历代医家之论述，间附已意，所谓金元流本草至此而集其大成。

本书是一本类集性的本草书籍。对研究古代本草学，有一定的参考价值，是药学工作者研究药物的重要参考书。

《中医非物质文化遗产临床经典读本》

编 委 会

出版者的话

　　中国从有文献可考的夏、商、周三代，就进入了文明的时代。中国人认为自己是炎黄的子孙，若以此推算，中国的文明史可以追溯到五千年前。中华民族崇尚自然，形成了"天人合一"的信仰，中医学就是在这种信仰的基础上产生的一种传统医学。

　　中医的起源可以追溯到炎帝、黄帝时期，根据考古、文献记载和传说，炎帝神农氏发明了用药物治病，黄帝轩辕氏创造脏腑经脉知识，炎帝和黄帝不仅是中华民族的始祖，也是中医的缔造者。

　　大约在公元前 1600 年，商代的伊尹发明了用"汤液"治病，即根据不同的证候把药物组合在一起治疗疾病，后世称这种"汤液"为"方剂"，这种治病方法一直延续到现在。由此可见，中华民族早在 3700 多年前就发明了把各种药物组合为"方剂"治疗疾病，实在令人惊叹！商代的彭祖用养生的方法防治疾病，中国人重视养生的传统至今深入民心。根据西汉司马迁《史记》的记载，春秋战国时期的秦越人扁鹊善于诊脉和针灸，西汉仓公淳于意善于辨证施治。这些世代传承积累的医药知识，到了西汉时期已蔚为大观。汉文帝下诏命刘向等一批学者整理全国的图书，整理后的图书分为六大类，即六艺、诸子、诗赋、兵书、术数、方技，方技即医学。刘向等校书，前后历时 27 年，是对中国历史文献最为壮观的结集、整理、研究，真正起到了上对古人、下对子孙后代的承前启后的作用。后之学者，欲考中国学术的源流，可以此为纲鉴。

这些记载各种医学知识的医籍，传之后世，被遵为经典。医经中的《黄帝内经》，记述了生命、疾病、诊疗、药物、针灸、养生的原理，是中医学理论体系形成的标志。这部著作流传了2000多年，到现在，仍被视为学习中医的必读之书，且早在公元7世纪，就传播到了周边一些国家和地区，近代以来，更是被翻译成多种语言，在世界许多国家广泛传播。

经方医籍中记载了大量以方治病和药物的知识，其中有《汤液经法》一书，相传是伊尹所作。东汉时期，人们把用药的知识编纂为一部著作，称《神农本草经》，其中记载了365种药物的药性、产地、采收、加工和主治等，是现代中药学的起源。中国历代政府重视对药物进行整理规范，著名的如唐代的《新修本草》、宋代的《证类本草》，到了明代，著名医学家李时珍历经30余年研究，编撰了《本草纲目》一书，在世界各国产生了广泛影响。

东汉时期的张仲景，对医经、经方进行总结，创造了"六经辨证"的理论方法，编撰了《伤寒杂病论》，成为中医临床学的奠基人，至今仍是指导中医临床的重要文献。这部著作早在公元700年左右就传到日本等国家和地区，一直受到重视。

西晋时期，皇甫谧将《素问》《针经》和《黄帝明堂经》进行整理，编纂了《针灸甲乙经》，系统地记录了针灸的理论与实践，成为学习针灸的经典必读之书，一直传承到现在。这部著作也被翻译成多种语言，在世界各地广泛传播。

中医学在数千年的发展历程中，创造积累了丰富的医学理论与实践经验，仅就文献而言，保存下来的中医古籍就有1万余种。中医学独特的思想与实践，在人类社会关注健康、重视保护文化多样性和非物质文化遗产的背景下，显现出更加旺盛的生命力。

中医药学与中华民族所有的知识一样，是"究天人之际"的学问，所以，中国的学者们信守着"究天人之际，通古今之变，成一家之言"的至理。《素问·著至教论篇》记载黄帝与雷公讨论医道说："而道，上知天文，下知地理，中知人事，可以长久。以教众庶，亦不疑殆。医道论篇，可传后世，可以为宝。"这段话道出了中医学的本质。中医是医道，医道是文化、是智慧，《黄帝内经》中记载的都是医道。医道是究天人之际的学问，天不变，道亦不变，故可以长久，可以传之后世，可以为万世之宝。

医道可以长久，在医道指导下的医疗实践，也可以长久。故《黄帝内经》中的诊法、刺法可以用，《伤寒论》《金匮要略》《备急千金要方》《外台秘要》的医方今天亦可以用，《神农本草经》《证类本草》《本草纲目》的药今天仍可以用。

或许要问，时间太久了，没有发展吗？不需要创新吗？其实，求新是中华民族一贯的追求。如《礼记·大学》说："苟日新，日日新，又日新。"清人钱大昕有一部书叫《十驾斋养新录》，他以咏芭蕉的诗句解释"养新"之义说："芭蕉心尽展新枝，新卷新心暗已随，愿学新心养新德，长随新叶起新知。"原来新知是"养"出来的。

中华民族"和实生物，同则不继"的思想智慧，与当今国际社会提出的保护和促进文化多样性、保护人类的非物质文化遗产的需求相呼应。世界卫生组织2000年发布的《传统医学研究和评价方法指导总则》中，将"传统医学"定义为"在维护健康以及预防、诊断、改善或治疗身心疾病方面使用的各种以不同文化所特有的理论、信仰和经验为基础的知识、技能和实践的总和"，点明了文化是传统医学的根基。习近平总书记深刻指出:"中医药学是中国古代科学的瑰宝,也是打开中华文明宝库的钥匙。"这套丛书的整理出版,也是为了打磨好中医药学这把钥匙,以期打开中华文明这个宝库。

希望这套书的再版,能够带您回归经典,重温中医智慧,获得启示,增添助力!

中国医药科技出版社

2019 年 6 月

校注说明

　　《汤液本草》为本草专著，因书中三篇自序不纪年号，故成书时间迄今尚难确定，一般认为成书于 1298 年，刊行于 1308 年。此书或作二卷或作三卷，或作六卷，现行本多从三卷本。此书结合了金元药理学说的主要成就，以实用来编书主目，因此该书有其特殊的价值，流传较广。

一、版本选择

　　现存的本子很多，最早的本子是元至元元年乙亥（1335 年）刊本，现存于辽宁中医药大学图书馆和浙江省图书馆。明代的主要刻本有：明嘉靖梅南书屋东垣十书刊本，藏北京图书馆、中国中医科学院图书馆、南京图书馆等；明万历二十九年辛丑（1601 年）新安吴勉学校刊《古今医统正脉全书》本；明万历三十六年戊申（1608 年）刊本，藏中国中医科学院图书馆等；明万历年间周日校刊东垣十书本。清代主要有《四库全书》本、清乾隆四十七年（1782 年）江阴朱文震校刊本及其他多种刊本，新中国成立后 1956 年人民卫生出版社影印明《古今医统正脉全书》本和 1987 年人民卫生出版社崔扫尘、尤荣辑校点本。由于查阅条件所限，没有见到至元元年刻本。经反复甄别比较，确定以下几种为本次校勘所采用的版本。

　　（一）底本

　　明万历二十九年辛丑（1601 年）新安吴勉学校刊《古今医统

正脉全书》本（简称医统正脉本）。

（二）校本

1.明嘉靖梅南书屋东垣十书刊本（简称：东垣十书本）。

2.《四库全书》文津阁本，2005 年商务印书馆影印（简称：四库本）。

3.《黄帝内经素问》1956 年人民卫生出版社影印本。

4.《医学启源》1978 年人民卫生出版社铅印任应秋精校本。

5.《证类本草》1993 年华夏出版社，尚志钧、郑金生、尚元藕、刘大培校点本。

6.《本草纲目》1957 年人民卫生出版社影印本。

7.《金匮要略》1997 年上海科学技术出版社，孟如主编。

二、点校方法

1.校勘以对校和他校为主，辅以本校，理校则慎用。

2.凡底本无误，校本讹误的，均以底本为准，不改动底本文字，亦不出校记。

3.凡属医统正脉本明显校勘错误者，据东垣十书本和加库本径改，但出校说明。如医统正脉本"各从三阴三阳一二经为例"，"一"字东垣十书本作"十"，据东垣十书本径改，并出校说明。

4.对于底本校本一致，但有讹误的文字，据校改，并出校文说明。如"火位之气"，"气"字诸本同，《素问·至真要大论》作"主"，据《素问·至真要大论》改。

5.对于底本校本不一，其义并通者，以底本为准，但出校说明。如医统正脉本"夫芳草之气美"，"美"字四库本作"烈"，对此不作改动，但出校说明。

6.书中因原本竖排而书之"右"字，据横排均改为"上"，不出校记。

7.对于书中繁体字、异体字、通假字，均径改，且不出校记。

2

如"已"作"以"等。

8.凡底本中有不规范的药名，一律径改为规范字，如"栝楼"作"瓜蒌"等。

9.全书添加通行的标点符号，需要指出的是，文中涉及书名加书名号，凡引用《素问》等篇名时亦加书名号。若泛言"经云""本草云"时，其"经"与"本草"不加书名号。

10.本书有序三篇，径改作"序一""序二"和"后序"。原书目录，皆分卷标出。为方便查阅，今统一列于卷首。

11.全书分"汤液本草卷一、汤液本草卷二和汤液本草卷三"共三卷，径改为"卷一""卷二"和"卷三"。其下"海藏，王好古类集和新安，吴勉学校正"径删。

12.原文中所引据的论述，每有所省改。对此，凡其文义通顺，无碍医理者，则不作校正。如引文有讹误，有碍原义者而酌情加以校注。

由于水平有限，编校中难免存有不足之处，敬请同道斧正。

校注者

2010 年 10 月

序 一

世皆知《素问》为医之祖，而不知轩岐之书，实出于神农本草也。殷·伊尹用本草为汤液，汉·仲景广汤液为大法，此医家之正学，虽后世之明哲有作，皆不越此。予集是书，复以本草正条，各从三阴三阳十二①经为例，仍以主病者为元首，臣佐使应次之。不必如编类者，先玉石，次草木，次虫鱼，以上中下三品为门也。如太阳经当用桂枝汤、麻黄汤，必以麻黄、桂枝为主，本方中余药后附之；如阳明经当用白虎汤，必以石膏为主，本方中余药后附之；如少阳经当用三禁汤，必以柴胡为主，本方中余药后附之。如太阴、少阴、厥阴之经所用热药，皆仿诸此。至于《金匮》祖方，汤液外定为常制，凡可用者，皆杂附之。或以伤寒之剂，改治杂病；或以权宜之料，更疗常疾。以汤为散，以散为圆，变易百端。增一二味，别作他名；减一二味，另为殊法。《医垒元戎》《阴证略例》《癍论萃英》《钱氏补遗》等书，安乐之法，《汤液本草》统之，其源出于洁古老人《珍珠囊》也。其间议论，出新意于法度之中，注奇辞于理趣之外，见闻一得，久弊全更，不特药品之咸精，抑亦疾病之不误，夭横不至，寿域可期，其《汤液本草》欤。

时戊戌夏六月海藏王好古书②

---

① 十：原作"一"，据东垣十书本改。
② 时戊戌夏六月海藏王好古书：此句原脱，据东垣十书本补。

序 二

　　神农尝百草，立九候，以正阴阳之变化，以救性命之昏札，以为万世法，既简且要。殷之伊尹宗之，倍于神农，得立法之要，则不害为汤液；汉张仲景广之，又倍于伊尹，得立法之要，则不害为确论；金域洁古老人派之又倍于仲景，而亦得尽法之要，则不害为奇注。洁古倍于仲景，无以异仲景之倍于伊尹；仲景之倍于伊尹，无以异伊尹之倍于神农也。噫！宗之、广之、派之，虽多寡之不同，其所以得立法之要，则一也。观洁古之说，则知仲景之言；观仲景之言，则知伊尹之意，皆不出于神农矣。所以先本草，次汤液，次《伤寒论》，次《保命书》，阙一不可矣。成无己《明理》方例云：自古诸方，历①岁浸远，难可考凭。仲景方最为众方之祖，是仲景本伊尹之法，伊尹本神农之方。医帙之中，特为缜细，参合古法，不越毫末，实大圣之所作也。文潞公《药准》云：惟仲景为群方之祖也。昔唐、宋以来，得医之名者，如王叔和、葛洪、孙思邈、范汪、胡洽、朱奉议、王朝奉、钱仲阳、成无己、陈无择辈，其议论方定增减变易，千状万态，无一有毫不出于仲景者。金域百有余载，有洁古老人张元素，遇至人传

----

① 历：此字原脱，据东垣十书本和四库本补。

祖方不传之妙法，嗣是其子云岐子张璧，东垣先生李杲明之，皆祖长沙张仲景汤液，惜乎世莫能有知者，予受业于东垣老人故敢以题。

丙①午夏六月王好古书②

---

① 丙：四库本此字前作"时"。
② 书：四库本作"序"。

后　序①

　　刘禹锡云：《神农本经》以朱书，《名医别录》以墨书，传写既久，朱墨错乱，遂令后人以为非神农书，以此故也。至于《素问》本经，议者以为战国时书，加以"补亡"数篇，则显然非《太素》中语，宜其以为非轩岐书也。陈无择云：王叔和《脉诀》即高阳生剽窃。是亦后人增益者杂之也。何以知其然？予观刘元宾注本，杂病生列歌后，比之他本即少八句。观此八句，不甚滑溜，与上文书意重叠，后人安得不疑？与本草②朱书杂乱，《素问》之补亡混淆，何以异哉！宜乎，识者非之，继而纷纭不已也。吾不知他时谁为是正。如元宾与洁古详究而明，称其中凡有所疑而不古者削去之，或不复注而直书本文。吾不知为意易晓不必云耶？为非圣贤之语而辩之耶？二者必居一于此。又启玄子注《素问》，恐有未尽，以朱书，待明者改删增益。传录者皆以墨书，其中不无差误。如《刺热论》注，五十九刺，首云"王注"，岂启玄子之自谓乎？此一篇又可疑也。兼与《灵枢》不同，以此经比之《素问》八十九刺，何者为的？以此观之，若是差别，劳而无益，学者安所适从哉？莫若以《金匮》考之，仲景所不言者，皆所不取，则正知真

---

① 序：此二字原脱，据东垣十书本补。

② 本草：东垣十书本作"本草经"，宜从。

1

见定矣。卢君①论血枯，举《太素》云：此得之年少时大脱血而成。又举子死腹中，秽物不消。又举犯月水入房，精与积血相射，入于任脉，留于胞中，古人谓之精积。元丰中，雄州陈邦济收一方，治积精及恶血淹留，胞冷绝娠，验者甚多，其意与《内经》相近。乌贼鱼骨本治漏下与经汗不断，茼茹去淹留恶血，古人用此，皆《本草》法。予观方注条云：古人用此，皆本草法一句，何其知本哉。以是知轩岐之学，实出地神农也。又知伊尹汤液不出于轩岐，亦出于神农也。"皆"之一字，至甚深广也，岂独乌贼断汗之一法哉。故知张伯祖之学，皆出于汤液，仲景师而广之，迄今汤液不绝矣。晋唐宋以来，号明医者皆出于此，至今大定间，洁古老人张元素及子云岐子张璧、东垣李杲明之三老者出，想千百载之下，无复有之也。何以知其然？盖当时学人虽多，莫若三老之实绝也。

时戊申仲夏晦日王好古书于家之草堂

---

① 君：原作"若"，据东垣十书本改。

目　录

❀　卷上

五脏苦欲补泻药味 ……………………………………………… 1

脏腑泻火药 ……………………………………………………… 2

东垣先生《药类法象》 ………………………………………… 3

　　用药法象 …………………………………………………… 3

　　药性要旨 …………………………………………………… 4

　　气味厚薄寒热阴阳升降图 ………………………………… 4

　　升降者天地之气交 ………………………………………… 4

　　用药升降浮沉补泻法 ……………………………………… 5

　　五味所用 …………………………………………………… 6

　　药类法象 …………………………………………………… 6

　　标本阴阳论 ………………………………………………… 11

　　五方之正气味制方用药附 ………………………………… 12

东垣先生《用药心法》 ………………………………………… 13

　　随证治病药品 ……………………………………………… 13

　　用药凡例 …………………………………………………… 15

　　东垣报使 …………………………………………………… 16

诸经向导 ……………………………………………… 17

制方之法 ……………………………………………… 18

用药各定分两 ………………………………………… 19

用药酒洗曝干 ………………………………………… 20

用药根梢身例 ………………………………………… 20

用丸散药例 …………………………………………… 20

升合分两 ……………………………………………… 21

君臣佐使法 …………………………………………… 21

治法纲要 ……………………………………………… 22

药味专精 ……………………………………………… 22

汤药煎造 ……………………………………………… 23

古人服药活法 ………………………………………… 23

古人服药有法 ………………………………………… 24

察病轻重 ……………………………………………… 24

海藏老人《汤液本草》 ……………………………… 24

五宜 …………………………………………………… 24

五伤 …………………………………………………… 25

五走 …………………………………………………… 25

服药可慎 ……………………………………………… 26

论药所生 ……………………………………………… 26

天地生物有厚薄堪用不堪用 ………………………… 27

气味生成流布 ………………………………………… 27

七方 …………………………………………………… 36

十剂 …………………………………………………… 36

卷中

草部 38

防风 38

升麻 39

羌活 40

独活 40

柴胡 41

葛根 42

威灵仙 44

细辛 44

白芷 45

川芎 45

麻黄 46

藁本 47

桔梗 48

鼠黏子 49

秦艽 49

天麻 49

黑附子 49

乌头 50

缩砂 50

荜澄茄 51

荜茇 51

香附子 51

草豆蔻 51

白豆蔻 52

延胡索 52

茴香 53

红蓝花 53

良姜 53

黄芪 54

苍术 55

白术 55

当归 56

芍药 57

熟地黄 59

生地黄 60

山药 60

麻仁 61

薏苡仁 61

甘草 61

白前 63

白薇 63

前胡 63

木香 64

知母	64	麦门冬	77
贝母	65	葳蕤	78
黄芩	65	茵陈蒿	78
黄连	67	艾叶	78
大黄	67	白头翁	78
连翘	69	百合	79
连轺	69	苁蓉	79
人参	69	玄参	79
沙参	70	款冬花	80
半夏	71	紫参	80
五味子	72	苦参	81
甘遂	72	芦根	81
大戟	73	射干又名乌扇	81
芫花	73	败酱	82
海藻	73	败蒲	82
商陆根	74	苇叶	82
旋覆花	74	防己	82
泽泻	74	牵牛	83
红豆蔻	75	三棱	84
肉豆蔻	75	蓬莪茂	84
甘松	76	草龙胆	85
蜀漆	76	栝楼根	85
蒲黄	76	地榆	85
天门冬	76	紫草	85

茜根 ·········· 85
菊花 ·········· 86
葶苈 ·········· 86
王不留行 ·········· 86
通草 ·········· 86
木通 ·········· 87
瞿麦 ·········· 87
车前子 ·········· 87
石韦 ·········· 88

白附子 ·········· 88
胡芦巴 ·········· 88
马兜铃 ·········· 88
白及 ·········· 89
天南星 ·········· 89
郁金 ·········· 89
佛耳草 ·········· 90
蛇床 ·········· 90

❀ 卷下

木部 ·········· 91
桂桂心、肉桂、桂枝附 ·········· 91
柏子仁 ·········· 93
侧柏叶 ·········· 93
柏皮 ·········· 93
槐实 ·········· 94
槐花 ·········· 94
蔓荆子 ·········· 94
大腹子 ·········· 95
酸枣 ·········· 95
胡椒 ·········· 95
川椒 ·········· 95
吴茱萸 ·········· 96

山茱萸 ·········· 96
益智 ·········· 97
厚朴 ·········· 98
丁香 ·········· 98
沉香 ·········· 99
乳香 ·········· 99
藿香 ·········· 99
檀香 ·········· 100
苏合香 ·········· 100
槟榔 ·········· 100
栀子 ·········· 101
黄柏 ·········· 102
枳实 ·········· 103

枳壳	103		川楝子	112
牡丹皮	104		金铃子	113
地骨皮	105		没药	113
猪苓	105		梧桐泪	113
茯苓	106		桑东南根	113
茯神	107		果部	113
乌药	107		大枣	113
干漆	107		生枣	114
皂荚	107		陈皮	114
竹叶	108		青皮	114
竹茹	108		桃仁	115
淡竹叶	108		杏仁	115
茗苦茶	108		乌梅	116
秦皮	109		木瓜	116
桑白皮	109		甘李根白皮	117
梓白皮	109		菜部	117
紫葳即凌霄花	110		荆芥穗	117
诃黎勒	110		生姜	117
杜仲	110		干姜	118
琥珀	111		薄荷	119
郁李仁	111		葱白	119
巴豆	111		韭白	119
芫花	112		薤白	120
苏木	112		瓜蒂	120

冬葵子 ···················· 120
蜀葵花 ···················· 120
香薷 ······················ 121
炊单布 ···················· 121
米谷部 ···················· 121
粳米 ······················ 121
赤小豆 ···················· 121
黑大豆 ···················· 122
大麦蘖 ···················· 122
小麦 ······················ 122
神曲 ······················ 122
酒 ························ 123
苦酒—名醋，一名醯······ 123
饴即胶饴 ·················· 123
香豉 ······················ 124
玉石部 ···················· 124
石膏 ······················ 124
滑石 ······················ 125
朴硝 ······················ 126
盆硝即芒硝················ 126
硝石 ······················ 126
玄明粉 ···················· 127
硫黄 ······················ 127
雄黄 ······················ 127

赤石脂 ···················· 128
禹余粮 ···················· 128
代赭石 ···················· 129
铅丹 ······················ 129
白粉 ······················ 129
紫石英 ···················· 130
伏龙肝 ···················· 130
白矾 ······················ 131
朱砂 ······················ 131
硇砂 ······················ 131
东流水 ···················· 132
甘澜水 ···················· 132
禽部 ······················ 132
鸡子黄 ···················· 132
兽部 ······················ 132
龙骨 ······················ 132
麝香 ······················ 133
牛黄 ······················ 133
犀角 ······················ 133
阿胶 ······················ 134
猪肤 ······················ 134
猪胆汁 ···················· 134
獭肝 ······················ 135
猥鼠粪 ···················· 135

人尿 ……………… 135

虫部 ……………… 135

牡蛎 ……………… 135

文蛤 ……………… 136

虻虫 ……………… 137

水蛭—名蚂蟥 ……………… 137

䗪虫 ……………… 137

鼠妇 ……………… 137

蜘蛛 ……………… 137

蛴螬 ……………… 138

蜜 ……………… 138

蜣螂 ……………… 138

鳖甲 ……………… 139

蛇蜕 ……………… 139

蝉蜕 ……………… 139

白僵蚕 ……………… 139

斑蝥 ……………… 140

乌蛇 ……………… 140

五灵脂 ……………… 140

绯帛 ……………… 140

索引 ……………………………………………… 141

卷　上

五脏苦欲补泻药味

肝　苦急，急食甘以缓之，甘草。欲散，急食辛以散之，川芎。以辛补之，细辛。以酸泻之，芍药。虚，以生姜、陈皮之类补之。经曰：虚则补其母。水能生木，肾乃肝之母。肾，水也，苦以补肾，熟地黄、黄柏是也，如无他证，钱氏地黄丸主之。实则白芍药泻之，如无他证，钱氏泻青丸主之。实则泻其子，心乃肝之子，以甘草泻心。

心　苦缓，急食酸以收之，五味子。欲软，急食咸以软之，芒硝。以咸补之，泽泻。以甘泻之，人参、黄芪、甘草。虚，以炒盐补之。虚则补其母。木能生火，肝乃心之母。肝，木也，以生姜补肝，如无他证，钱氏安神丸主之。实则甘草泻之，如无他证，钱氏方中，重则泻心汤，轻则导赤散。

脾　苦湿，急食苦以燥之，白术。欲缓，急食甘以缓之，甘草。以甘补之，人参。以苦泻之，黄连。虚，则以甘草、大枣之类补之，如无他证，钱氏益黄散主之。心乃脾之母，以炒盐补心。实，则以枳实泻之，如无他证，以泻黄散泻之。肺乃脾之子，以桑白皮泻肺。

肺 苦气上逆，急食苦以泻之，诃子皮，一作黄芩。欲收，急食酸以收之，白芍药。以辛泻之，桑白皮。以酸补①之，五味子。虚，则五味子②补之，如无他证，钱氏阿胶散补之。脾乃肺之母，以甘草补脾。实，则桑白皮泻之，如无他证，以泻白散泻之。肾乃肺之子，以泽泻泻③肾。

肾 苦燥，急食辛以润之，知母、黄柏。欲坚，急食苦以坚之，知母。以苦补之，黄柏。以咸泻之，泽泻。虚，则熟地、黄柏补之。肾本无实，不可泻，钱氏止有补肾地黄丸，无泻肾之药。肺乃肾之母，以五味子补肺。

以上五脏补泻，《内经·脏气法时论》中备言之，欲究其精，详看本论。

脏腑泻火药

黄连泻心火，木通泻小肠火；

黄芩泻肺火栀子佐之，黄芩泻大肠火；

柴胡泻肝火黄连佐之，柴胡泻胆火亦以黄连佐之；

白芍药泻脾火，石膏泻胃火；

知母泻肾火，黄柏泻膀胱火；

柴胡泻三焦火黄芩佐之。

以上诸药各泻其火，不惟止能如此，更有治病合为君、合为臣处，详其所宜而用，勿执一也。

---

① 补：四库本作"主"。

② 五味子：四库本作"以白术"。

③ 泻：此下原衍"之"字，据东垣十书本和四库本删。

东垣先生《药类法象》

用药法象

天有阴阳

风寒暑湿燥火，三阴三阳上奉之。

温凉寒热，四气是也，皆象于天[①]。温热者，天之阳也；凉寒者，天之阴也。此乃天之阴阳也。

地有阴阳

金木水火土，生长化收藏下应之。

辛甘淡酸苦咸，五味是也，皆象于地。辛甘淡者，地之阳也；酸苦咸者，地之阴也。此乃地之阴阳也。

味之薄者为阴中之阳，味薄则通，酸苦咸平是也；味之厚者为阴中之阴，味厚则泄，酸苦咸寒是也。

气之厚者为阳中之阳，气厚则发热，辛甘温热是也；气之薄者为阳中之阴，气薄则发泄，辛甘淡平凉寒是也。

轻清成象味薄，茶之类，本乎天者亲上；

重浊成形味厚，大黄之类，本乎地者亲下。

气味辛甘发散为阳，酸苦涌泄为阴。

清阳发腠理，清之清者也；清阳实四肢，清之浊者也。

浊阴归六腑，浊之浊者也；浊阴走五脏，浊之清者也。

---

① 皆象于天：此句原脱，据东垣十书本补。

药性要旨

苦药平升，微寒平亦升。

甘辛药平降，甘寒泻火。

苦寒泻湿热，苦甘寒泻血热。

气味厚薄寒热阴阳升降图 ^①

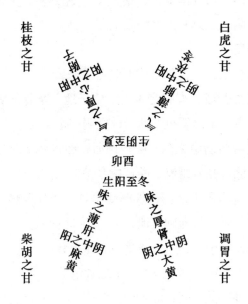

升降者天地之气交

茯苓淡，为在天之阳也，阳当上行，何谓利水而泄下？经

---

① 气味厚薄寒热阴阳升降图：此图内"味之厚肾"中"肾"字原作"胃"，据东垣十书本、四库本和《医学启源》改。

云：气之薄者，乃阳中之阴，所以茯苓利水而泄下。然而泄下亦不利乎阳之体，故入手太阳。

麻黄苦，为在地之阴也，阴当下行，何谓发汗而升上？经云：味之薄者，乃阴中之阳，所以麻黄发汗而升上，然而升上亦不利乎阴之体，故入手太阴。

附子气之厚者，乃阳中之阳，故经云：发热。

大黄味之厚者，乃阴中之阴，故经云：泄下。

粥淡，为阳中之阴，所以利小便。

茶苦，为阴中之阳，所以清头目。

用药升降浮沉补泻法

肝胆　味，辛补酸泻。气，温补凉泻肝胆之经前后寒热不同，逆顺互换，入求责法。

心小肠　味，咸补甘泻。气，热补寒泻三焦命门补泻同。

脾胃　味，甘补苦泻。气，温热补、寒凉泻[①]。温凉寒热补泻，各从其宜逆顺互换，入求责法。

肺大肠　味，酸补辛泻。气，凉补温泻。

肾膀胱　味，苦补咸泻。气，寒补热泻。

五脏更相平也，一脏不平，所胜平之，此之谓也。故云安谷则昌，绝谷则亡。水去则荣散，谷消则卫亡。荣散卫亡，神无所居[②]。又仲景云：水入于经，其血乃成；谷入于胃，脉道乃行。故血不可不养，卫不可不温，血温卫和，荣卫将行[③]，常有天命矣。

---

① 温热补、寒凉泻：此二句原脱，诸本同，据《医学启源·用药备旨》补。
② 居：四库本作"主"。
③ 将行：四库本作"安"。

五味所用

苦泄，甘缓，酸收，咸软，淡渗泄，辛散。

药类法象

风升生 味之薄者，阴中之阳，味薄则通，酸苦咸平是也。

防风 纯阳，性温，味甘辛

升麻 气平，味微苦

柴胡 气平，味苦辛[1]

羌活 气微温，味苦甘平[2]

威灵仙 气温，味苦[3]

葛根 气平，味甘

独活 气微温，味苦甘平

细辛 气温，味大辛

桔梗 气微温，味甘辛[4]

白芷 气温，味大辛

藁本 气温，味大辛

鼠黏子 气平，味辛

蔓荆子 气清，味辛

川芎 气温，味辛

---

[1] 苦辛：四库本作"苦平"，《医学启源·用药备旨》作"微苦"，宜从。

[2] 平：诸本同，《医学启源·用药备旨》作"辛"，宜从。

[3] 苦：诸本同，《医学启源·用药备旨》此字后作"甘"。

[4] 甘辛：诸本同，《医学启源·用药备旨》作"辛苦"。

天麻气平，味苦

秦艽气微温①，味苦辛平②

麻黄气温，味甘苦

荆芥气温，味苦辛

前胡气微寒，味苦

薄荷气温，味苦辛

热浮长气之厚者，阳中之阳。气厚则发热，辛甘温热是也。

黑附子气热，味大辛

乌头气热，味大辛

干姜气热，味大辛

干生姜气温，味辛

良姜气热，味辛。本味甘辛

肉桂气热，味大辛

桂枝气热，味甘辛

草豆蔻气热，味大辛

丁香气温，味辛

厚朴气温，味辛

木香气热，味苦辛

益智气热，味大辛

白豆蔻气热，味大辛

川椒气热温，味大辛

吴茱萸气热，味苦辛

茴香气平，味辛

延胡索气温，味辛

---

① 温：诸本同，《医学启源·用药备旨》作"寒"。

② 辛平：诸本同，《医学启源·用药备旨》此二字无。

缩砂_{气温，味辛}

红蓝花_{气温，味辛}

神曲_{气大暖，味甘}

湿化成戊湿，其本气平，其兼气温凉寒热，在人以胃应之；己土，其本味咸①，其兼味辛甘咸苦，在人以脾应之。

黄芪_{气温平，味甘}

人参_{气温，味甘}

甘草_{气平，味甘}

当归_{气温，味辛，一作味甘}

熟地黄_{气寒，味苦}

半夏_{气微寒，味辛平}

白术_{气温，味甘}

苍术_{气温，味甘}

陈皮_{气温，味微苦}

青皮_{气温，味辛}

藿香_{气微温，味甘辛}

槟榔_{气温，味辛}

莪术②_{气平③，味苦辛}

京三棱_{气平，味苦}

阿胶_{气微温，味甘辛}

诃子_{气温，味苦}

杏仁_{气温，味甘苦}

大麦蘖_{气温，味咸}

---

① 咸：诸本同，《医学启源·用药备旨》作"淡"，义长。

② 莪术：东垣十书本作"蓬莪术"。

③ 平：四库本作"温"。

桃仁_{气温，味甘苦}

紫草_{气寒，味苦}

苏木_{气平，味甘咸，一作味酸}

燥降收_{气之薄者，阳中之阴。气薄则发泄，辛甘淡平寒凉是也。}

茯苓_{气平，味甘}

泽泻_{气平，味甘}

猪苓_{气寒，味甘}

滑石_{气寒，味甘}

瞿麦_{气平①，味甘②}

车前子_{气寒，味甘}

灯心草_{气平，味甘}

五味子_{气温，味酸}

桑白皮_{气寒，味苦酸}

天门冬_{气寒，味微苦}

白芍药_{气微寒，味酸}

麦门冬_{气寒，味微苦③}

犀角_{气寒，味苦酸}

乌梅_{气平，味酸}

牡丹皮_{气寒，味苦}

地骨皮_{气寒，味苦}

枳壳_{气寒，味苦}

琥珀_{气平，味甘}

---

① 平：东垣十书本和四库本作"寒"。

② 甘：四库本作"苦平"，东垣十书本和《医学启源·用药备旨》作"苦辛"，宜从。

③ 苦：诸本同，《医学启源·用药备旨》此字后作"甘"。

连翘_{气平，味苦}

枳实_{气寒，味苦酸}

木通_{气平，味甘}

寒沉藏_{味之厚①者，阴中之阴。味厚则泄，酸苦咸气寒是也。}

大黄_{气寒，味苦}

黄柏_{气寒，味苦}

黄芩_{气寒，味苦}

黄连_{气寒，味苦}

石膏_{气寒，味辛②}

草龙胆_{气寒，味大苦}

生地黄_{气寒，味苦}

知母_{气寒，味大辛}

防己_{气寒，味大苦}

茵陈_{气微寒，味苦平}

朴硝_{气寒，味苦辛}

栝楼根_{气寒，味苦}

牡蛎_{气微寒，味咸平}

玄参_{气寒，味微苦}

山栀子_{气寒，味微苦}

川楝子_{气寒，味苦平}

香豉_{气寒，味苦}

地榆_{气微寒，味甘咸③}

---

① 厚：诸本同，《医学启源·用药备旨》作"浓"，下句同。

② 辛：诸本同，《医学启源·用药备旨》此字后作"甘"。

③ 咸：诸本同，《医学启源·用药备旨》作"酸"。

标本阴阳论

天阳无圆，气上外升，生浮昼动，轻燥六腑。

地阴有方，血下内降，杀沉夜静，重湿五脏。

夫治病者当知标本。以身论之，则外为标、内为本，阳为标、阴为本，故六腑属阳为标，五脏属阴为本，此脏腑之标本也。又脏腑在内为本，各脏腑之经络在外为标，此脏腑经络之标本也。更人身之脏腑、阴阳、气血、经络，各有标也。以病论之，先受病为本，后传流病为标。凡治病①者必先治其本，后治其标。若先治其标、后治其本，邪气滋甚，其病益畜；若先治其本、后治其标，虽病有十数证皆去矣。谓如先生轻病，后滋生重病，亦先治轻病、后治重病，如是则邪气乃伏，盖先治本故也。若有中满，无问标本，先治中满，谓其急也。若中满后有大小便不利，亦无问标本，先利大小便，次治中满，谓尤急也。除大小便不利及中满三者之外，皆治其本，不可不慎也。从前来者为实邪，从后来者为虚邪，此子能令母实，母能令子虚是也。《治法》云：虚则补其母，实则泻其子。假令肝受心火之邪，是从前来者为实邪，当泻其子火也，然非直泻其火，十二经中各有金木水火土，当木之分，泻其火也。故《标本论》云：本而标之，先治其本，后治其标。既肝受火邪，先于肝经五穴中泻荥心②，行间穴是也，后治其标者，于心经五穴内泻荥火，少府穴是也。以药论之，入肝经药为之引用，泻心火药为君，是治实邪之病也。假令肝受肾邪，是从后来者为

---

① 病：此字原脱，据东垣十书本和四库本补。

② 荥心：诸本同，疑作"荥火"。

虚邪，虚则当补其母。故《标本论》云：标而本之，先治其标，后治其本。既受水邪，当先于肾经涌泉穴中补水①，是先治其标，后于肝经曲泉穴中泻水，是后治其本。此先治其标者，推其至理，亦是先治其本也。以药论之，入肾经药为引用，补肝经药为君是也。

五方之正气味 制方用药附

东方：甲风，乙木，其气温，其味甘，在人以肝、胆应之。

南方：丙热，丁火，其气热，其味辛，在人以心、小肠、三焦、包络应之。

中央：戊湿，其本气平，其兼气温凉寒热，在人以胃应之。

中央：己土，其本味咸，其兼味辛甘酸苦，在人以脾应之。

西方：庚燥，辛金，其气凉，其味酸，在人以肺、大肠应之。

北方：壬寒，癸水，其气寒，其味苦，在人以肾、膀胱应之。

人乃万物中之一也，独阳不生，独阴不长，须禀两仪之气而生化也。圣人垂世立教，不能浑说，必当分析，以至理而言，则阴阳相附不相离，其实一也，呼则因阳出，吸则随阴入。天以阳生阴长，地以阳杀阴藏，此上说止明补泻用药君之一也，故曰主病者为君。用药之机会，要明轻清成象，重浊成形，本乎天者亲上，本乎地者亲下，则各从其类也。清中清者，清肺以助其天真；清中浊者，荣华腠理；浊中清者，荣养于神；浊

---

① 水：四库本作"木"，宜从。

中浊者，坚强骨髓。故《至真要大论》云：五味阴阳之用，辛甘发散为阳，酸苦涌泄为阴；淡味渗泄为阳，咸味涌泄为阴。六者或收或散、或缓或急、或燥或润、或软或坚，各以所利而行之，调其气使之平也。详见本论。

东垣先生《用药心法》

随证治病药品

如头痛，须用川芎，如不愈，各加引经药太阳川芎，阳明白芷，少阳柴胡，太阴苍术，少阴细辛，厥阴吴茱萸。

如顶巅痛，须用藁本，去川芎。

如肢节痛，须用羌活，去风湿亦宜用之。

如腹痛，须用芍药，恶寒而痛加桂，恶热而痛加黄柏。

如心下痞，须用枳实、黄连。

如肌热及去痰者，须用黄芩，肌热亦用黄芪。

如腹胀，用姜制厚朴—本有芍药。

如虚热，须用黄芪，止虚汗亦用。

如胁下痛，往来潮热，日晡潮热，须用柴胡。

如脾胃受湿，沉困无力，怠惰好卧，去痰用白术。

如破滞气用枳壳，高者用之。夫枳壳者，损胸中至高之气，二三服而已。

如破滞血，用桃仁、苏木。

如补血不足，须用甘草。

如去痰，须用半夏，热痰加黄芩，风痰加南星，胸中寒痰痞塞用陈皮、白术，多用则泻脾胃。

如腹中窄狭，须用苍术。

如调气，须用木香。

如补气，须用人参。

如和血，须用当归。凡血受病者，皆宜用①当归也。

如去下焦湿肿及痛，并膀胱有火邪者，必须酒洗防己、草龙胆、黄柏、知母。

如去上焦湿及热，须用黄芩，泻肺火故也。

如去中焦湿与痛热，用黄连，能泻心火故也。

如去滞气，用青皮，勿多服，多则泻人真气。

如渴者，用干葛、茯苓，禁半夏。

如嗽者，用五味子。

如喘者，用阿胶。

如宿食不消，须用黄连、枳实。

如胸中烦热，须用栀子仁。

如水泻，须用白术、茯苓、芍药。

如气刺痛，用枳壳。看何部分，以引经药导使之行则可。

如血刺痛，用当归，详上下用根梢。

如疮痛不可忍者，用寒苦药，如黄柏、黄芩，详上下用根梢，及引经药则可。

如眼痛不可忍者，用黄连、当归身②，以酒浸煎。

如小便黄者，用黄柏，数者、涩者或加泽泻。

如腹中实热，用大黄、芒硝。

如小腹痛，用青皮。

如茎中痛，用生甘草梢。

---

① 宜用：东垣十书本作"当用"，四库本此二字无。

② 身：四库本作"根"，下篇"用药凡例"同。

如惊悸恍惚，用茯神。

如饮水多致伤脾，用白术、茯苓、猪苓。

如胃脘痛，用草豆蔻。

凡用纯寒纯热药，必用甘草以缓其力也。寒热相杂亦用甘草，调和其性也。中满者禁用，经云：中满者勿食甘。

用药凡例

凡解利伤风，以防风为君，甘草、白术为佐。经云：辛甘发散为阳。风宜辛散，防风味辛及治风通用，故防风为君，甘草、白术为佐。

凡解利伤寒，以甘草为君，防风、白术为佐，是寒宜甘发①也。或有别证，于前随证治病药内选用，分两以君臣论。

凡眼暴发赤肿，以防风、黄芩为君以泻火，以黄连、当归身和血为佐，兼以各经药用之。

凡眼久病昏暗，以熟地黄、当归身为君，以羌活、防风为臣，甘草、甘菊之类为佐。

凡痢疾腹痛，以白芍药、甘草为君，当归、白术为佐。下血先后，以三焦热论。

凡水泻，以茯苓、白术为君，芍药、甘草为佐②。

凡诸风，以防风为君，随治病为佐。

凡嗽，以五味子为君，有痰者以半夏为佐，喘者以阿胶为佐，有热无热以黄芩为佐，但分两多寡不同耳。

凡小便不利，黄柏、知母为君，茯苓、泽泻为佐。

---

① 发：四库本作"缓"。

② 佐：四库本作"臣"。

凡下焦有湿，草龙胆、防己为君，甘草、黄柏为佐。

凡痔漏，以苍术、防风为君，甘草、芍药为佐，详别证加减。

凡诸疮，以黄连、当归为君，甘草、黄芩为佐。

凡疟，以柴胡为君，随所发时所属经分，用引经药佐之。

以上皆用药之大要，更详别证于前，随证治病，药内逐旋加减用之。

东垣报使

太阳：羌活，下黄柏。

阳明：白芷、升麻，下石膏。

少阳：柴胡，下青皮。

太阴：白芍药。

少阴：知母。

厥阴：青皮、柴胡。

小腹^①膀胱属太阳，藁本羌活是本方。

三焦胆与肝包络，少阳厥阴柴胡强。

阳明大肠兼足胃，葛根白芷升麻当。

太阴肺脉中焦起，白芷升麻葱白乡。

脾经少与肺经异，升麻芍药白者详。

少阴心经独活主，肾经独活加桂良。

通经用此药为使^②，更有何病到膏肓。

---

① 腹：四库本作"肠"，宜从。

② 使：四库本作"主"。

诸经向导

寅手肺太阴经	向导图脾足巳
南星　款冬花　升麻　桔梗　檀香　山药　粳米　白茯苓　五味子　天门冬　阿胶　麦门冬　桑白皮　杏仁　葱白　麻黄　丁香　益智　白豆蔻　知母　缩砂檀香、豆蔻为使　栀子　黄芩　石膏	防风　当归　草豆蔻　茱萸　缩砂人参、益智为使　益智　黄芪　苍术　白术　胶饴　代赭石　赤茯苓　麻仁　甘草　半夏
升麻　芍药　木瓜　藿香	白芍药酒浸　延胡索　缩砂

卯手大肠阳明经	向导图胃足辰
升麻　白芷　麻仁　秦艽　薤白　白石脂　缩砂白石脂为使　肉豆蔻　石膏	丁香　草豆蔻　缩砂　防风　石膏　知母　白术　神曲　葛根　乌药　半夏　苍术　升麻　白芷　葱白
麻黄　大黄　连翘　升麻　白芷　葛根	石膏　白术　檀香佐以他药　白芷　升麻下①石膏

亥三焦手少阳经	向导图足胆子
川芎　柴胡　青皮　白术　熟地黄　黄芪　地骨皮　石膏　细辛　附子	半夏　草龙胆　柴胡
青皮　川芎　柴胡	连翘　柴胡下青皮

戌心胞手厥阴经	向导图足肝丑
沙参　白术　柴胡　熟地黄　牡丹皮　败酱	草龙胆　蔓荆子　阿胶　瞿麦　桃仁　山茱萸　代赭石　紫石英　当归　甘草　青皮　羌活　吴茱萸　白术
青皮上②　柴胡③　熟地黄	柴胡　川芎　皂角　桃仁　茗苦茶

---

① 下：原脱，据东垣十书本和四库本补。

② 青皮上：东垣十书本作"青皮"。

③ 柴胡：原作"苓胡"，据东垣十书本和四库本改。

未小肠手太阳经	向导图足膀胱申
白术　生地黄　赤茯苓　羌活[1]　赤石脂　缩砂赤石脂为使	蔓荆子　滑石　茵陈　白茯苓　猪苓　泽泻　桂枝　黄柏　羌活　麻黄
防风　藁本　蔓荆子　茴香　黄柏	白术　泽泻　防己　大黄酒浸　藁本　羌活下黄柏

午心手少阴经	向导图足肾酉右肾同
麻黄　桂心　当归　生地黄　黄连　代赭石　紫石英　栀子　独活　赤茯苓	知母　黄柏　地骨皮　阿胶　猪肤　牡丹皮　玄参　败酱　牡蛎　乌药　山茱萸　天门冬　猪苓　泽泻　白茯苓　檀香　甘草　五味子　茱萸　益智　丁香　独活或用桂　桔梗或用梢　豉　缩砂黄柏、茯苓为使　附子　沉香　益智　黄芪
细辛　熟地黄　五味子　泽泻	地榆　附子　知母　白术

制方之法

　　夫药有寒热温凉之性，酸苦辛咸甘淡之味，各有所能，不可不通也。药之气味不比同时之物，味皆咸，其气皆寒之类是也。凡同气之物必有诸味，同味之物必有诸气，互相气味，各有厚薄，性用不等，制其方者，必且明其为用。经曰：味为阴，味厚为纯阴，味薄为阴中之阳。气为阳，气厚为纯阳，气薄为阳中之阴。然味厚则泄，薄则通。气薄则发泄，厚则发热。又曰：辛甘发散为阳，酸苦涌泄为阴，咸味涌泄为阴，淡味渗泄为阳。凡此之味，各有所能，然辛能散结润燥，苦能燥湿坚软[2]，咸能

---

① 羌活：原脱，据东垣十书本和四库本补。

② 坚软：四库本作"软坚"。

软坚，酸能收缓收散，甘能缓急，淡能利窍。故经曰：肝苦急，急食甘以缓之；心苦缓，急食酸以收之；脾苦湿，急食苦以燥之；肺苦气上逆，急食苦以泄之；肾苦燥，急食辛以润之，开腠理，致津液，通其气也。肝欲散，急食辛以散之；心欲软，急食咸以软之；脾欲缓，急食甘以缓之；肺欲收，急食酸以收之；肾欲坚，急食苦以坚之。凡此者，是明其气味之用也。若用其味，必明其气之可否；用其气，必明其味之所宜。识其病之标本脏腑，寒热虚实，微甚①缓急，而用其药之气味，随其证而制其方也。是故方有君臣佐使、轻重缓急、君臣②大小、反正逆从之制也。主治病者为君，佐君者为臣，应臣者为使，用此随病之所宜，而又赞成方而用之。君一臣二，奇之制也；君二臣四，偶之制也；君二臣三，奇之制也；君二臣六，偶之制也。去咽嗌近者奇之，远者偶之；汗者不奇，下者不偶。补上治上制之以缓，补下治下制之以急。急者，气味厚也；缓者，气味薄也。薄者少服而频食，厚者多服而顿食。又当明五气之郁。木郁达之，谓吐，令条达也；火郁发之，谓汗，令疏散也；土郁夺之，谓下，令③无壅滞也；金郁泄之，谓解表泄小便也；水郁折之，谓制其冲逆也。通此五法，乃治病之大要也。

用药各定分两

为君者最多，为臣者次之，佐者又次之。药之于证，所主同者则等分。

---

① 微甚：四库本作"燥湿"。
② 君臣：诸本同，疑衍。
③ 令：原脱，据东垣十书本补。

用药酒洗曝干

黄芩、黄连、黄柏、知母，病在头面及手梢、皮肤者，须用酒炒之，借酒力以上腾也。咽之下、脐之上，须酒洗之，在下生用。大凡生升熟降，大黄须煨，恐寒则损胃气。至于川乌、附子，须炮以制毒也。黄柏、知母，下部药也，久弱之人须合用之者，酒浸曝干，恐寒伤胃气也。熟地黄酒洗亦然。当归酒浸，助发[1]之意也。

用药根梢身例

凡根之在上者，中半已上，气脉之上行也，以生苗者为根；中半已下，气脉之下行也，入土以[2]为梢。病在中焦与上焦者用根，在下焦者用梢，根升而梢降。大凡药根有上中下，人身半已上，天之阳也，用头；在中焦用身；在身半已下，地之阴也，用梢，述类象形者也。

用丸散药例

仲景言刲：如麻豆大，与㕮咀同意。夫㕮咀，古之制也。古者无铁刃，以口咬细，令如麻豆为粗药，煎之使药水清，饮于腹中则易升易降也，此所谓㕮咀也。今人以刀器刲如麻豆大，此㕮咀之易成也。若一概为细末，不分清浊矣。经云：清阳发

---

① 发：东垣十书本和四库本此字后作"散"。
② 以：四库本作"者"。

腠理，浊阴走五脏，果何谓也。又曰：清阳实四肢，浊阴归六腑。㕮咀之药，取汁易行经络也。若治至高之病，加酒煎。去湿以生姜，补元气以大枣，发散风寒以葱白，去膈上痰以蜜。细末者不循经络，止去胃中及脏腑之积。气味厚者白汤调，气味薄者煎之，和柤服。去下部之疾，其丸极大而光且圆，治中焦者次之，治上焦者极小。稠面糊取其迟化，直至下焦。或酒或醋，取其收其[①]散之意也。犯半夏、南星，欲去湿者，以生姜汁，稀糊为丸，取其易化也。水浸宿炊[②]饼又易化，滴水丸又易化。炼蜜丸者，取其迟化而气循经络也；蜡丸者，取其难化，而旋旋取效也。大抵汤者荡也，去大病用之；散者散也，去急病用之；丸者缓也，不能速去之，其用药之舒缓而治之意也。

升合分两

古之方剂，锱铢分两与今不同。谓如㕮咀者，即今剉如麻豆大是也；云一升者，即今之大白盏也；云铢者，六铢为一分，即二钱半也。二十四铢为一两也，云三两者，即今之一两；云二两，即今之六钱半也。料例大者，只合三分之一足矣。

君臣佐使法

帝曰：方制君臣何谓也？岐伯曰：主病之谓君，佐君之谓臣，应臣之谓使，非上中下三品之谓也。帝曰：三品何谓？曰：所以明善恶之殊贯也。

---

① 其：四库本此字无。

② 炊：东垣十书本作“软”。

凡药之所用者，皆以气味为主，补泻在味，随时换气。主病者为君，假令治风者，防风为君；治上焦热，黄芩为君；治中焦热，黄连为君；治湿，防己为君；治寒，附子之类为君。兼见何证，以佐使药分治之，此制方之要也。本草说上品药为君，各从其宜也。

治法纲要

《气交变论》云：夫五运之政，犹权衡也。高者抑之，下者举之，化者应之，变者复之。此生长化成收藏之理，气之常也，失常则天地四塞矣。失常之理，则天地四时之气无所运行，故动必有静，胜必有复，乃天地阴阳之道也。假令高者抑之，非高者固当抑也，以其本下而失之太高，故抑之而使下。若本高，何抑之有？假令下者举之，非下者固当举之也，以其本高而失之太下，故举而使之高。若本下，何举之有？如仲景治表虚，制桂枝汤方，桂枝味辛热，发散助阳，体轻，本乎天者亲上，故桂枝为君，芍药、甘草为佐。阳脉涩，阴脉弦，法当腹中急痛，制小建中汤方，芍药味酸寒，主收补中，本乎地者亲下，故芍药为君，桂、甘草佐之，一则治表虚，一则治里虚，各言其主用也。后之用古方者，触类而长之，不致差误矣。

药味专精

至元庚辰六月，许伯威年五十四，中气本弱，病伤寒八九日，医者见其热甚，以凉药下之，又食梨三四枚，痛伤脾胃，四肢冷时发昏愦。予诊其脉，动而中止，有时自还，乃结脉也。

心亦悸动，吃[1]噫不绝，色变青黄，精神减少，目不欲开，倦卧，恶人语笑。以炙甘草汤治之。成无己云：补可去弱。人参、大枣之甘，以补不足之气；桂枝、生姜之辛，以益正气。五脏痿弱，荣卫涸流，湿剂所以润之，麻仁、阿胶、麦门冬、地黄之甘，润经益血，复脉通心是也。加以人参、桂枝急扶正气，生地黄减半，恐伤阳气。剉一两剂，服之不效，予再候之。脉证相对，莫非药有陈腐者，致不效乎？再市药之气味厚者煎服，其证减半，再服而安。凡药之昆虫草木，产之有地；根叶花实，采之有时。失其地则性味少异矣，失其时则气[2]味不全矣。又况新陈之不同，精粗之不等，倘不择而用之，其不效者，医之过也。《内经》曰：司岁备物，气味之精专[3]也。修合之际，宜加谨焉。

汤药煎造

病人服药必择人煎药，能识煎熬制度，须令亲信恭诚至意者煎药。铫器除油垢腥秽，必用新净甜水为上，量水大小，斟酌以慢火煎熬分数，用纱滤去粗，取清汁服之，无不效也。

古人服药活法

在上不厌频而少，在下不厌顿而多，少服则滋荣于上，多服则峻补于下。

---

[1]　吃：诸本同，疑作"呃"。
[2]　气：东垣十书本作"性"。
[3]　精专：四库本作"专精"。

古人服药有法

病在心上者，先食而后药；病在心下者，先药而后食。病在四肢者，宜饥食而在旦；病在骨髓者，宜饱食而在夜。

察病轻重

凡欲疗病，先察其源，先候其机。五脏未虚，六腑未竭，血脉未乱，精神未散，服药必效。若病已成，可得半愈。病势已过，命将难存。自非明医，听声察色，至于诊脉，孰能知未病之病乎？

海藏老人《汤液本草》

五宜

肝色青，宜食甘，粳米、牛肉、枣、葵皆甘。
心色赤，宜食酸，犬肉、麻、李、韭皆酸。
肺色白，宜食苦，小麦、羊肉、杏、薤皆苦。
脾色黄，宜食咸，大豆、豕肉、栗、藿皆咸。
肾色黑，宜食辛，黄黍、鸡肉、桃、葱皆辛。
毒药攻邪，五谷为养，五果为助，五畜为益，五菜为充。
气味合而服之，以补精益气。此五者有辛酸甘苦咸，各有所利，或散或收，或缓或急，或坚或软，四时五脏，病随五味所宜也。

大毒治病，十去其六；常毒治病，十去其七；小毒治病，十去其八；无毒治病，十去其九。谷肉果菜，食养尽之，无使过之，伤其正也。盖阴之所生①，本在五味；阴之五官，伤在五味。是故味过于酸，肝气以津，脾气乃绝；味过于咸，大骨气劳，短肌，心气抑；味过于甘，心气喘满，色黑，肾气不衡；味过于苦，脾气不濡，胃气乃厚；味过于辛，筋脉沮弛，精神乃央。是故谨和五味，骨正筋柔，气血以流，腠理以密，如是则气骨以精，谨道如法，长有天命。

五伤

多食咸，则脉凝涩而变色；多食苦，则皮槁而毛拔；多食辛，则筋急而爪枯；多食酸，则肉胝䐢而唇揭；多食甘，则骨痛而发落。

五走

咸走血，血病毋多食咸；苦走骨，骨病毋多食苦；辛走气，气病毋多食辛；酸走筋，筋病毋多食酸；甘走肉，肉病毋多食甘。

夫五味入胃，各归所喜。攻②酸先入肝，苦先入心，甘先入脾，辛先入肺，咸先入肾，久而增气，物化之常也，气增而久，夭之由也。

---

① 生：四库本作"伤"。

② 攻：四库本作"故"，宜从。

服药可慎

热中、消中不可服膏粱、芳草、石药。夫芳草之气美①，石药之气悍，二者其气急疾坚劲，故非缓心和人不可以服此。夫热气慓悍，药气亦然，二者相遇，恐内伤脾。脾者土也，而恶木，服此药者，至甲乙日更论。

论药所生②

海藏云：汤液要药，最为得当，其余方论，所著杂例，比之汤液稍异，何哉？盖伊尹、仲景取其治之长也。其所长者，神农之所注③也。何以知之？本草云：一物主十病，取其偏长为本，又当取洁古《珍珠囊》断例为准则，其中药之所主不必多言，只一两句，多则不过三四句，非务简也，亦取所主之偏长，故不为多也。

故治病者，必明六化分治，五味五色所生，五脏所宜，乃可以言盈虚病生之绪也。谨候气宜，无失病机，其主病何如？言采药之岁也，司岁备物则无遗生④矣。先岁物何也？天地之专精也，专精之气，药物肥浓，又于使用，当其正气味也。五运主岁，不足则物薄，有余则物精，非专精则散气，散气则物不纯，是以质同而异等，形质虽同，力用则异也。气味有厚薄，

---

① 美：四库本作"烈"。

② 生：东垣十书本和四库本作"主"。

③ 注：四库本作"著"，宜从。

④ 生：东垣十书本和四库本作"主"。

性用有躁静，治化有多少，力化有浅深，此之谓也。

天地生物有厚薄堪用不堪用

太阳	阳明	少阴	太阴	少阴	厥阴
司 天					
寒化	燥化	火化	湿化	热化	风化
在 泉					
咸化水	辛化金	苦化火	甘化土	苦化火	酸化木

司地气故物化从

咸	辛	苦	甘	苦	酸

气味生成流布

阳为气，阴为味，味归形，形归气，气归精，精归化。精食气，形食味，化生精，气生形，味伤形，气伤精。精化为气，气伤于味。阴味出下窍，阳气出上窍。味厚者为阴，薄为阴中之阳。厚则泄，薄则通。气厚者为阳，薄为阳中之阴。薄则发泄，厚则发热。壮火之气衰，少火之气壮。壮火食气，气食少火。壮火散气，少火生气。天食人以五气，地食人以五味。五气入鼻，藏于心肺，上使五色修明，音声能彰；五味入口，藏于肠胃，味有所藏，以养五气，气和而生，津液相成，神乃自生。

阳		少			
司天	在泉	之夏	之胜	之客	火位之主
淫所胜	火 淫于内				
平以	治以				
酸冷	咸冷	咸冷	辛寒		
		以　佐			
苦甘	苦甘	苦辛	苦咸	咸补	甘泻
酸收	酸收	咸软	甘泻	甘泻	咸补
苦发	苦发	酸收	少阴同法无犯 温凉发不远热①		
酸复之		辛苦发②			

---

① 少阴同法无犯，温凉发不远热：诸本同，《素问·至真要大论》无，疑衍。

② 发：四库本此字后作"之"。

厥阴

司天	在泉	之夏	之胜	之客	火位之主
	风				
淫所胜	淫于内				
｜					
平以	治以				
｜					
辛凉	辛冷	酸寒	甘滑	辛补	酸泻
				｜	｜
以		佐		酸泻	辛补
苦甘	苦甘	甘辛	苦辛	｜	｜
｜	｜	｜	｜	甘缓	
甘缓	甘缓	甘缓			
｜	｜	｜			
酸泻	辛散	酸泻	酸泻		

29

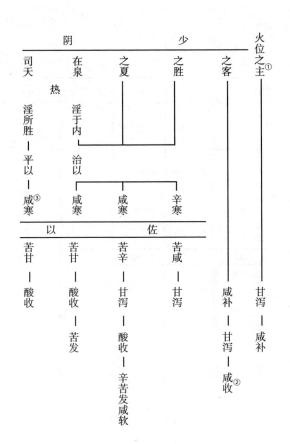

---

① 主：原作"气"，诸本同，据《素问·至真要大论》改。

② 咸收：原脱，诸本同，据《素问·至真要大论》补。

③ 咸：原作"酸"，诸本同，据《素问·至真要大论》改。

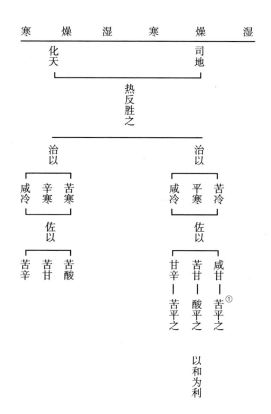

---

① 苦：原作"咸"，诸本同。

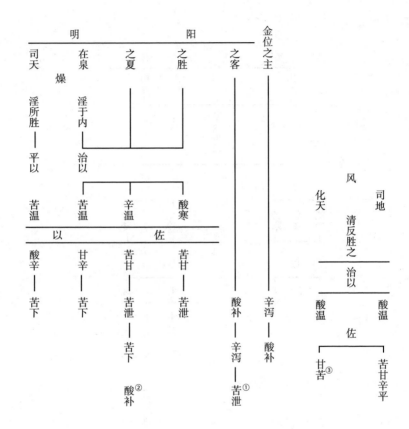

———

① 苦泄：原脱，诸本同，据《素问·至真要大论》补。

② 酸：原作"咸"，诸本同，据《素问·至真要大论》改。

③ 甘苦：原作"苦甘"，诸本同，据《素问·至真要大论》乙转。

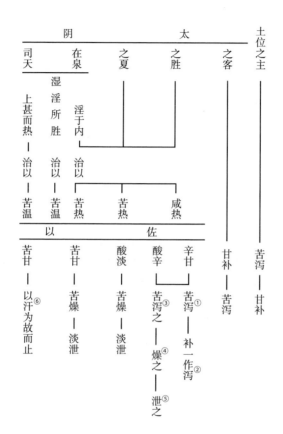

① 泻：原作"补"，诸本同，据《素问·至真要大论》改。

② 补一作泻：四库本和《素问·至真要大论》无此四字，疑衍。

③ 泻：原作"燥"，据四库本和《素问·至真要大论》改。

④ 燥：原作"泄"，据四库本和《素问·至真要大论》改。

⑤ 泄：原作"泻"，据四库本和《素问·至真要大论》改。

⑥ 汗：原作"燥"，据四库本和《素问·至真要大论》改。

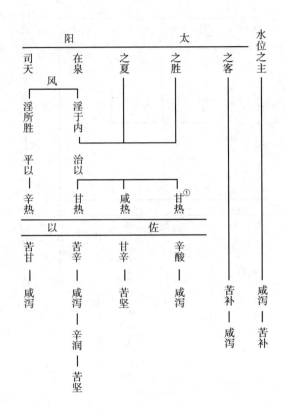

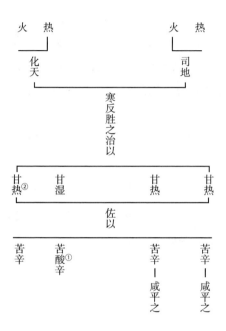

---

① 酸：原脱，诸本同，据《素问·至真要大论》补。

② 热：原作"温"，诸本同，据《素问·至真要大论》改。

七方

大　君一臣三佐九，制之大也。远而奇偶，制大其服也。大则数少，少则二之。肾肝位远，服汤散，不厌顿而多。

小　君一臣二，制之小也。近而奇偶，制小其服也。小则数多，多则九之。心肺位近，服汤散，不厌频而少。

缓　补上治上治①以缓，缓则气味薄。治主以缓，缓则治其本。

急　补下治下制以急，急则气味厚。治客以急，急则治其标。

奇　君一臣二，奇之制也；君二臣三，奇之制也。阳数奇。

偶　君二臣四，偶之制也；君二臣六，偶之制也。阴数偶。

复　奇之不去则偶之，是为重方也。

十剂

宣　可以去壅，姜、橘之属是也。

通　可以去滞，木通、防己之属是也。

补　可以去弱，人参、羊肉之属是也。

泻　可以去闭，葶苈、大黄之属是也。

轻　可以去实，麻黄、葛根之属是也。

重　可以去怯，磁石、铁浆之属是也。

滑　可以去着，冬葵子、榆白皮之属是也。

---

① 治：东垣十书本和四库本作"制"，宜从。

涩　可以去脱，牡蛎、龙骨之属是也。

燥　可以去湿，桑白皮、赤小豆之属是也。

湿　可以去枯，白石英、紫石英之属是也。

只如此体，皆有所属。凡用药者，审而详之，则靡所失矣。陶隐居云：药有宣、通、补、泻、轻、重、滑、涩、燥、湿。此十剂，今详之，惟寒热二种，何独见遗？今补二种，以尽厥旨。

寒　可以去热，大黄、朴硝之属是也。

热　可以去寒，附子、官桂之属是也。

卷　中

草　部

防风

纯阳。性温。味甘辛，无毒。

足阳明胃经。

足太阴脾经，乃十二经之行经药[①]。

太阳经本经药。

《象》云：治风通用，泻肺实，散头目中滞气，除上焦风邪之仙药也。误服，泻人上焦元气。去芦并钗股[②]用。

《珍》云：身，去身半已上风邪；梢，去身半已下风邪。

《心》云：又去湿之仙药也，风能胜湿尔。

本草云：主大风，头眩痛，恶风，风邪，目盲无所见。风行周身，骨节疼痹烦满，胁痛胁风，头面游风[③]去来，四肢挛急，字乳，金疮内痓。

东垣云：防风能制黄芪，黄芪得防风其功愈大。又云：防

---

① 　乃十二经之行经药：此句东垣十书本作"乃二经行经之药"。

② 　股：四库本作"服"。

③ 　游风：原脱，据东垣十书本补。

38　中医非物质文化遗产临床经典读本

风乃卒伍卑贱之职，随所引而至，乃风药中润剂也，虽与黄芪相制，乃相畏而相使者也。

本草又云：得泽泻、藁本疗风，得当归、芍药、阳起石、禹余粮疗妇人子脏风。杀附子毒，恶干姜、藜芦、白蔹、芫花。

升麻

气平。味苦甘。微苦微寒，味薄气厚，阳中之阴也，无毒。

阳明经本经药。

亦走手阳明经、太阴经。

《象》云：能解肌肉间热，此手足阳明经伤风之的药也。去黑皮并腐烂者用。若补脾胃，非此为引用不能补。若得葱白、白芷之类，亦能走手足阳明、太阴。

《心》云：发散本经风邪，元气不足者，用此于阴中升阳气上行。

《珍》云：脾痹非此不能除。

本草云：主解百毒，杀百精老物殃鬼，辟瘟疫瘴气，邪气蛊毒入口皆吐出，中恶腹痛，时气毒疠，头痛寒热，风肿诸毒，喉痛口疮。

东垣云：升麻入足阳明，若初病太阳证，便服升麻、葛根，发出阳明经汗，或失之过，阳明经燥，太阳经不可解，必传阳明矣。投汤不当，非徒无益，而又害之也。

朱氏云：瘀血入里，若衄血吐血者，犀角地黄汤，乃阳明经圣药也。如无犀角，以升麻代之。升麻、犀角性味相远不同，何以代之？盖以升麻止是引地黄及余药，同入阳明耳。

仲景云：太阳病，若发汗，若利小便，重亡津液，胃中干燥，因转属阳明，其害不可胜言。又云：太阳几几无汗者，葛根汤发之。若几几自汗者，表虚也，不宜用此。朱氏用升麻者，以表实无汗也。

《诀》云：主肺痿咳唾脓血，能发浮汗。

羌活

气微温。味苦甘平。苦辛，气味俱轻，阳也，无毒。

足太阳经、厥阴经药。

太阳经本经药也。

《象》云：治肢节痛，利诸节，手足太阳经风药也。加川芎治足太阳、少阴头痛。透关节，去黑皮并腐烂者用。

《心》云：去①温湿风。

《珍》云：骨节痛，非此不能除。

《液》云：君药也，非无为之主，乃却乱反正之主。太阳经头痛，肢节痛，一身尽痛②，非此不治。又云：是治③足太阳、厥阴、少阴药也。与独活不分二种，后人用羌活多用鞭节者，用独活多用鬼眼者。羌活则气雄，独活则气细，故雄者入足太阳，细者入足少阴也。又钱氏泻青丸用此，壬乙同归一治也。或问治头痛者何？答曰：巨阳从头走足，惟厥阴与督脉会于巅，逆而上行，诸阳不得下，故令头痛也。

独活

气味与羌活同，无毒。气厚味薄，升也，苦辛。

足少阴肾经行经之药。

本草云：主风寒所击，金疮止痛，贲豚痫痉，女子疝瘕，疗诸贼风，百节痛风，无久新者。

《液》云：独活细而低，治足少阴伏风，而不治太阳，故两

---

① 去：原作"气"，据东垣十书本和四库本改。

② 痛：四库本作"漏"。

③ 是治：东垣十书本和四库本作"羌活"。

足寒湿。浑^①不能动止，非此不能治。

《象》云：若与细辛同用，治少阴经头痛。一名独摇草，得风不摇，无风自摇。去皮净用。

《心》云：治风须用，又能燥湿。经云：风能胜湿。

《珍》云：头眩目晕，非此不能除。

柴胡

气平。味微苦。微寒，气味俱轻，阳也，升也。纯阳无毒。少阳经、厥阴经行经之药。

《象》云：除虚劳，定^②热，解肌热，去早晨潮热，妇人产前后必用之药，善除本经头痛，非他药能止。治心下痞，胸膈痛。去芦用。

《心》云：少阳经分之药，引胃气上升，苦寒以发表热。

《珍》云：去往来寒热。胆痹，非此不能除。

本草云：主心腹，去肠胃中结气，饮食积聚，寒热邪气，推陈致新，除伤寒心下烦热，诸痰热结实，胸中邪逆，五脏间游气，大肠停积水胀，及湿痹拘挛，亦可作浴汤。久服轻身，明目益精。半夏为之使，恶皂荚，畏女菀、藜芦。入足少阳，主东方分也。在经主气，在脏主血。证前行则恶热，却退则恶寒。虽气之微寒，味之薄者，故能行经。若佐以三棱、广、巴豆之类，故能消坚积，是主血也。妇人经水适来适断，伤寒杂病，易老俱用小柴胡汤主之，加以四物之类，并秦艽、牡丹皮辈^③，同为调经之剂。

《衍义》云：柴胡《本经》并无一字治劳，今人治劳方中鲜

---

① 浑：东垣十书本和四库本作"痹"，宜从。

② 定：东垣十书本和四库本作"寒"，宜从。

③ 辈：四库本此字无。

有不用者，凡此误世甚多。尝原病劳有一种真脏虚损，复受邪热，因虚而致劳，故曰劳者，牢也。须当斟酌用之。如《经验方》治劳热，青蒿煎丸用柴胡，正合宜耳，服之无不效。

日华子云：味甘，补五劳七伤，除烦止惊，益气力。《药性论》亦谓治劳乏羸瘦。若此等病，苟无实热，医者取而用之，不亡何待？注释本草，一字亦不可忽，盖后世所误无穷也。苟有明哲之士自可处制，中下之士不肯考究，枉致沦没，可不谨哉！可不戒哉！如张仲景治寒热往来如疟，用柴胡正合其宜。

《图经》云：治伤寒有大小柴胡汤、柴胡加龙骨牡蛎、柴胡加芒硝等汤，故后人治伤寒热，此为最要之药。

东垣云：能引清气而行阳道，伤寒外诸药所加，有热则加之，无热则不加。又能引胃气上行升腾，而行春令是也。欲其如此，又何加之？

海藏云：能去脏腑内外俱乏，既能引清气上行而顺阳道，又入足少阳 ① 盖以少阳之气，初出地之皮为嫩阳，故以少阳当之。

葛根

气平。味甘。无毒。

阳明经引经药。

足阳明经行经的药。

《象》云：治脾虚而渴，除胃热，解酒毒，通行足阳明经之药。去皮用。

《心》云：止渴升阳。

《珍》云：益阳生津，勿多用，恐伤胃气。虚渴者，非此不

---

① 又入足少阳：原脱，诸本同，据《本草纲目》卷十三补。

能除。

本草云：主消渴身①大热，呕吐，诸痹，起阴气，解诸毒，疗伤寒中风头痛，解肌发表出汗，开腠理，疗金疮，止痛，胁风痛。生根汁，大寒，治消渴，伤寒壮热；花，主消酒；粉，味甘，大寒，主压丹石，去烦热，利大小便，止渴。小儿热痱，以葛根浸捣汁饮之，良。

东垣云：葛根甘平温，世人初病太阳证，便服葛根升麻汤，非也。

朱奉议云：头痛如欲破者，连须葱白汤饮之，又不已者，葛根葱白汤。

易老云：用此以断太阳入阳明之络，即②非太阳药也。故仲景治太阳阳明合病，桂枝汤内加麻黄、葛根也。又有葛根黄芩黄连解肌汤，是知葛根非太阳药，即③阳明药。

《食疗》云：葛根蒸食之，消毒，其粉亦甚妙。其粉以水调三合，能解鸩毒。

《衍义》云：治中热酒渴病，多食，行小便，亦能使人利。病酒及④渴者，得之甚良。

易老又云：太阳初病，未入阳明头痛者，不可便服葛根发之。若服之，是引贼破家也。若头颅痛者可服之。葛根汤，阳明自中风之仙药也。

本草又云：杀野葛、巴豆、百药毒⑤。

---

① 身：四库本作"及"。

② 即：四库本作"却"。

③ 即：四库本作"实"。

④ 及：四库本作"又"。

⑤ 毒：四库本此字无。

威灵仙

气温。味苦甘。纯阳。

《象》云：主诸风湿冷，通五脏，去腹内癥滞，腰膝冷痛，及治伤损。铁脚者佳，去芦用。

《心》云：去大肠之风。

本草云：忌茗。

细辛

气温。味大辛。纯阳。性温。气厚于味，阳也。无毒。

少阴经药。

手少阴[1]引经之药。

《象》云：治少阴头痛如神，当少用之。独活为使，为主用去芦头并叶，华州者佳。

《珍》云：主少阴经头痛。

《心》云：止[2]诸项头痛，诸风通用之味。辛热温阴经，散水寒以去内寒。

本草云：主咳逆，头痛脑动，百节拘挛，风湿痹痛死肌，温中下气，破痰，利水道，开胸中[3]，除喉痹，䶟鼻，风痫癫疾，下乳结，汗不出，血不行，安五脏，益肝胆，通精气。久服明目，利九窍。

东垣云：治邪在里之表，故仲景少阴证，用麻黄附子细辛汤也。

易老云：治少阴头痛，太阳则羌活，少阴则细辛，阳明则白芷，厥阴则川芎、吴茱萸，少阳则柴胡，用者随经不可差。

---

① 阴：四库本此字后作"经"。

② 止：东垣十书本作"主"。

③ 中：四库本作"膈"。

细辛香味俱细而缓①，故入少阴，与独活颇相类。

本草又云：曾青、枣根为之使，得当归、芍药、白芷、川芎、牡丹、藁本、甘草共疗妇人，得决明、鲤鱼胆汁、青羊肝共疗目痛。恶狼毒、山茱萸、黄芪，畏硝石、滑石，反藜芦。

《衍义》云：治头面风痛，不可缺也。

白芷

气温。味大辛。纯阳。无毒。气味俱轻，阳也。

阳明经引经药。

手阳明经本经药，行足阳明经，于升麻汤四味内加之。

《象》云：治手阳明头痛，中风寒热解利药也，以四味升麻汤加②之。

《珍》云：长肌肉，散阳明之风。

《心》云：治风通用，去肺经风热。

本草云：主女子漏下赤白，血闭阴肿，寒热风，头侵目泪出，长肌肤润泽，可作面脂，疗风邪，久渴吐呕，两胁满，风痛头眩目痒。

日华子云：补胎漏滑落，破宿血，补新血，乳痈发背，一切疮疥，排脓止痛生肌，去面皯疵瘢，明目。其气芳香，治正阳阳明头痛。与辛夷、细辛同用，治鼻病。内托用此，长肌肉，则阳明可知矣。又云：当归为之使，恶旋覆花。

川芎

气温。味辛。纯阳。无毒。

入手足厥阴经。

少阳经本经药。

---

① 俱细而缓：东垣十书本作"俱缓"。
② 加：东垣十书本作"主"。

《象》云：补血，治血虚头痛之圣药，妊妇胎不动数月，加当归，二味各二钱，水二盏，煎至一半服，神效。

《珍》云：散肝经之风，贯芎治少阳经苦头痛。

《心》云：治少阳头痛，及^①治风通用。

本草云：主中风入脑头痛，寒痹筋挛缓急，金疮，妇人血闭无子，除脑中冷动，面上游风去来，目泪出，多涕唾，忽忽如醉，诸寒冷气，心腹坚痛，中恶卒急肿痛，胁风痛，温中除内寒。

日华子云：能除鼻洪，吐血，及溺血，破癥结宿血，养新血。

易老云：上行头目，下行血海，故清神、四物汤所皆用也，入手足厥阴经。

《衍义》云：头面风不可缺也，然须以他药佐之，若单服久服，则走散真气，既使他药佐之，亦不可久服，中病即便已。

东垣云：头痛甚者加蔓荆子，顶与脑痛加川芎，若头痛者加藁本，诸经若^②头痛加细辛。若有热者不能治，别有青空之剂，为缘诸经头痛须用四味。

本草又云：白芷为之使，畏黄连。

麻黄

气温。味苦甘而辛^③。气味俱薄，阳也，升也。甘热，纯阳无毒。

手太阴之剂。

入足太阳经。

---

① 及：四库本作"又"。

② 若：东垣十书本和四库本作"苦"。

③ 辛：原作"苦"，诸本同，据《本草纲目》卷十五改。

走手少阴经、阳明经药。

《象》云：发太阳、少阴经汗。去节，煮三二沸，去上沫，否则令人心烦闷。

《心》云：阳明经药，去表上之寒邪，甘①热，去节，解少阴寒，散表寒，发浮热也。

《珍》云：去荣中寒。

本草云：主中风、伤寒头痛，温疟，发表，出汗，去邪热气，止咳②逆上气，除寒热，破癥坚积聚。

《液》云：入足太阳、手少阴，能泄卫实，发汗，及伤寒无汗，咳嗽。根节能止汗。夫麻黄治卫实之药，桂枝治卫虚之药，桂枝、麻黄虽为太阳经药，其实荣卫药也，以其在太阳地分，故曰太阳也。本病者，即荣卫，肺主卫，心主荣为血，乃肺心所主，故麻黄为手太阴之剂，桂枝为手少阴之剂，故伤寒、伤风而嗽者用麻黄、桂枝，即汤液之源也。

《药性论》云：君，味甘平，治温③疫。

本草又云：厚朴为之使，恶辛夷、石韦。

藁本

气温。味大辛。苦微温。气厚味薄，阳也，升也。纯阳无毒。

太阳经本经药。

《象》云：太阳经风药，治寒邪结郁于本经，治头痛脑痛。大寒犯脑，令人脑痛，齿亦痛。

《心》云：专治太阳头痛，其气雄壮。

《珍》云，治颠顶痛。

---

① 甘：四库本作"干"。

② 咳：原作"厥"，据东垣十书本和四库本改。

③ 温：东垣十书本和四库本作"瘟"。

本草云：主妇人疝瘕，阴中寒肿痛，腹中急。除风头痛，长肌肤，悦颜色，辟雾露，润泽，疗风邪軃曳，金疮。可作沐药、面脂。实，主流风四肢。恶茼茹。此与木香同治雾露之气，与白芷同作面脂药治疗。

仲景云：清明以前，立秋以后，凡中雾露之气皆为伤寒。又云：清邪中于上焦，皆雾露之气，神术白术汤内加木香、藁本，择其可而用之，此既治风，又治湿，亦各从其类也。

桔梗

气微温。味辛苦。阳中之阳。味厚气轻，阳中之阴也。有小毒。

入足少阴经。

入手太阴脉[①]经药。

《象》云：治咽喉痛，利肺气。去芦，米泔浸一宿，焙干用。

《珍》云：阳中之阴，谓之舟楫，诸药有此一味，不能下沉。治鼻塞。

《心》云：利咽嗌[②]胸膈之气，以其色白故属肺。辛甘微温，治寒呕。若咽中痛，桔梗能散之也。

本草云：主胸胁痛如刀刺，腹满，肠鸣幽幽，惊恐悸气，利五脏肠胃，补血气，除寒热风痹，温中消谷，疗咽喉痛，下蛊毒。

易老云：与国老并行，同为舟楫之剂。如将军，苦泄峻下之药，欲引至胸中至高之分成功，非此辛甘不居，譬如铁石入江，非舟楫不载，故用辛甘之剂以升之也。

《衍义》云：治肺热气奔促，咳逆，肺痈排脓。

本草又云：节皮为之使，得牡蛎、远志疗恚怒，得硝石、

---

① 脉：东垣十书本和四库本作"肺"，宜从。

② 咽嗌：原作"嗌咽"，据东垣十书本乙转。

中医非物质文化遗产临床经典读本

石膏疗伤寒。畏白及、龙眼、龙胆。

鼠黏子

气平。味辛。辛温。

《象》云：主风毒肿，利咽膈，吞一枚可出痈疽疮头。

《珍》云：润肺散气。

秦艽

气微温。味苦辛。阴中微阳。

手阳明经药。

《象》云：主寒热邪气，风湿痹，下水，利小便，治黄病骨蒸，治口噤，及肠风泻血。去芦用。

《珍》云：去手阳明经下牙痛，口疮毒，去本经风湿。

本草云：菖蒲为之使。

天麻

气平。味苦。无毒。

《象》云：治头风。

本草云：主诸风湿痹，四肢拘挛，小儿风痫惊气，利腰膝，强筋力。其苗名定风草。

黑附子

气热。味大辛。纯阳。辛甘温，大热，有大毒。

通行诸经引用药。

入手少阳经三焦命门之剂。

《象》云：性走而不守，亦能除肾中寒甚。白术为佐，名术附汤，除寒湿之圣药也。湿药中少加之，通行诸经引用药也。治经闭，慢火炮。

《珍》云：治脾湿肾寒。

本草云：主风寒咳逆邪气，温中，金疮，破癥坚积聚血瘕，寒湿踒躄拘挛，膝痛脚疼，冷弱不能行步，腰脊风寒，心腹冷痛，霍乱转筋，下利赤白，坚肌骨，强阴堕胎，为百药之长。

《液》云：入手少阳三焦命门之剂，浮中沉，无所不至。附子味辛大热，为阳中之阳，故行而不止，非若干姜止而不行也。非身表凉而四肢厥者，不可僭用，如用之者，以其治四逆也。

本草又云：地胆为之使，恶蜈蚣，畏防风、黑豆、甘草、黄芪、人参。冬月采为附子，春月采为乌头。

乌头

气热。味大辛。辛甘大热。有大毒，行诸经。

《象》云：治风痹血痹，半身不遂，行经药也。慢火炮坼，去皮用。

本草云：主中风恶风，洗洗出汗，除寒湿痹，咳逆上气，破积聚寒热，消胸上痰，冷食不下，心腹冷疾，脐间痛，肩胛痛，不可俯仰，目中痛，不可久视，堕胎。其汁煎之名射罔，杀禽兽。

《液》云：乌、附，天雄侧子之属，皆水浸炮裂，去皮脐用之。多有外黄里白，劣性尚在，莫若乘热切作片子，再炒，令表里皆黄，内外一色，劣性皆去，却为良也，世人罕如此制之。

缩砂

气温。味辛。无毒。

入手足太阴经、阳明经、太阳经。

足少阴经。

《象》云：治脾胃气结滞不散，主劳虚冷泻，心腹痛，下气消食。

本草云：治虚劳冷泻，宿食不消，赤白泄利，腹中虚痛，下气。

《液》云：与白檀、豆蔻为使则入肺，与人参、益智为使则入脾，与黄柏、茯苓为使则入肾，与赤白石脂为使则入大小肠。

荜澄茄

气温。味辛。无毒。

本草云：主下气消食，皮肤风，心腹间气胀，令人能食。

荜茇

气温。味辛。无毒。

本草云：主温中下气，补腰脚，杀腥气，消食，除胃冷，阴疝痃癖。

《衍义》云：走肠胃中冷气，呕吐，心腹满痛。多服走泄真气，令人肠虚下重。

香附子

气微寒。味甘。阳中之阴。无毒。

本草云：除胸中热，充皮毛，久服利①人益气，长须眉。后世人用治崩漏，本草不言治崩漏。

《图经》云：膀胱、两胁气妨，常日忧愁不乐，饮食不多，皮肤瘙痒瘾疹，日渐瘦损，心忪少气，以是知益血中之气药也。方中用治崩漏，是益气而止血也。又能化②去凝血，是推陈也。与巴豆同治泄泻不止，又能治大便不通，同意。

《珍》云：快气。

草豆蔻

气热。味大辛。阳也，辛温无毒。

入足太阴经、阳明经。

《象》云：治风寒客邪在胃口之上，善去脾胃客寒。心与胃

---

① 利：东垣十书本作"令"。

② 化：东垣十书本和四库本作"逐"，宜从。

痛，面包煨熟①，去面用。

《珍》云：益脾胃，去寒。

本草云：主温中，心腹痛，呕吐，去口臭气，下气，胀满短气，消酒进食，止霍乱，治一切冷气，调中，补胃健脾，亦能消食。

《衍义》云：性温而②调散冷气力甚速，虚弱不能饮食，宜此与木瓜、乌梅、缩砂、益智、曲蘖、盐草③姜也。

白豆蔻

气热。味大辛。味薄气厚，阳也。辛大温，无毒。

入手太阴经。

《珍》云：主积冷气，散肺中滞气，宽膈，止吐逆，治反胃，消谷下气，进食。去皮用。

《心》云：专入肺经，去白睛翳膜。红者不宜多用。

本草云：主积聚冷气，止吐逆反胃，消谷下气。

《液》云：入手太阴，别有清高之气，上焦元气不足，以此补之。

延胡索

气温。味辛。苦辛温，无毒。

入手足太阴经。

《象》云：破血治气，月水不调，小腹痛，暖腰膝，破癥瘕。碎用。

《液》云：治心气痛，小腹痛有神④，主破血，产后诸疾，

---

① 熟：四库本作"热"。

② 温而：原作"而温"，据东垣十书本和四库本乙转。

③ 草：东垣十书本和四库本作"炒"，宜从。

④ 神：四库本此字后作"效"。

因血为病者，妇人月水不调，腹中结块，崩漏淋露，暴血上行，因损下血。

茴香

气平。味辛。无毒。

入手足少阴经、太阳经药。

《象》云：破一切臭气，调中止呕，下食。炒黄色，碎用。

本草云：主诸瘘，霍乱及蛇伤，又能治肾劳，癫疝气，开胃下食。又治膀胱阴痛，脚气，少腹痛不可忍。

《液》云：茴香本治膀胱药，以其先丙，故云小肠①也。能润丙燥，以其先戊，故从丙至壬。又手足少阴二药，以开上下经之通道，所以壬与丙交也。

红蓝花

气温。味辛。辛而甘温苦。阴中之阳，无毒。

《象》云：治产后口噤血晕，腹内恶血不尽，绞痛，破留血神效。搓碎用。

《心》云：和血，与当归同用。

《珍》云：入心养血，谓苦为阴中之阳，故入心。

本草云：主产后血晕，胎死腹中，并酒煮服，亦主蛊毒下血。其苗生捣，傅游肿。其子吞数粒，主天行疮子不出。其胭脂，主小儿聤耳，滴耳中。仲景治六十二种风，兼腹中血气刺痛，用红花一大两，分为四分，酒一大升，煎强半，顿服之。

良姜

气热。味辛。纯阳。

本草云：治胃中冷逆，霍乱腹痛，反胃呕食，转筋泻痢，

---

① 肠：四库本作"腹"。

下气，消宿食。

《心》云：健脾食。

黄芪

气温。味甘。纯阳。甘微温。性平。无毒。

入手少阳经。

足太阴经。

足少阴命门之剂。

《象》云：治虚劳自汗，补肺气，入皮毛，泻肺中火。如脉弦自汗，脾胃虚弱，疮疡，血脉不行，内托阴证疮疡必用之。去芦用。

《珍》云：益胃气，去肌热，诸痛必用之。

《心》云：补五脏诸虚不足而泻阴火，去虚热，无汗则发之，有汗则止之。

本草云：主痈疽久败疮，排脓止痛，大风癞疾，五痔鼠瘘，补虚，小儿百病，妇人子脏风邪气，逐五脏间恶血，补丈夫虚损，五劳羸瘦，腹痛泄痢，益气，利阴气。有白水芪、赤水芪、木芪，功用皆同，惟木芪茎短而理横，折之如绵皮，黄褐色，肉中白色，谓之绵黄芪。其坚脆而味苦者，乃苜蓿根也。又云：破癥癖，肠风血崩，带下，赤白痢，及产前后一切病，月候不调，消渴痰嗽。又治头风热毒，目赤骨蒸。生蜀郡山谷，白水汉中，今河东陕西州郡多有之。芪与桂同功，特味稍异，比桂但甘平，不辛热耳。世人以苜蓿根代之，呼为土黄芪，但味苦能令人瘦，特味甘者能令人肥也，颇能乱真，用者宜审。治气虚盗汗并自汗，即皮表之药，又治肤痛，则表药可知。又治咯血，柔脾胃，是为中州药也。又治伤寒尺脉不至，又补肾脏元气，为里药，是上中下内外三焦之药。今《本草图经》只言河东者，沁州绵上是也，故谓之绵芪，味甘如蜜，兼体骨柔软如绵，世以为如绵，非也。《别说》云：黄芪本出绵上为良，故《图经》所绘者，宪水者也，与绵上相邻，盖以地产为绵，若以柔韧为绵，则伪者亦柔，但以干脆甘苦为别耳。

东垣云：黄芪、人参、甘草三味，退热之圣药也。《灵枢》曰：卫气者，所以温分肉而充皮肤，肥腠理而司开阖。黄芪既补三焦，实卫气，与桂同，特益气异耳。亦在佐使桂，则通血也，能破血而实卫气，通内而实外者欤。桂以血言，一作色求，则芪为实气也。恶鳖甲。

苍术

气温。味甘。

入足阳明、太阴经。

《象》云：主治同白术。若除上湿，发汗功最大；若补中焦，除湿力小，如①白术也。

《衍义》云：其长如大拇指，肥实，皮色褐，气味辛烈，须米泔浸洗，再换泔浸二日，去上粗皮。

东垣云：入足阳明、太阴，能健胃安脾。

本草但言术，不分苍、白。其苍术别有雄壮之气，以其经②泔浸火炒，故能出汗，与白术止汗特异，用者不可以此代彼。

海藏云：苍、白有止、发之异，其余主治并见《图经》。

白术

气温。味甘。苦而甘温。味厚气薄，阴中阳也。无毒。

入手太阳、少阴经。

足阳明、太阴、少阴、厥阴四经。

---

① 如：四库本此字前作"不"。

② 经：四库本此字无。

《象》云：除湿益燥，和中益气，利腰脐间血，除胃中热，去诸经之湿，理胃。

洁古云：温中去湿，除热，降胃气，苍术亦同，但味颇厚耳，下行则用①之。甘温补阳②，健脾逐水，寒淫所胜，缓脾生津去湿，渴者用之。

本草在本条下③无苍、白之名，近多用白术治皮间风，止汗消痞，补胃和中，利腰脐间血，通水道，上而皮毛，中而心胃，下而腰脐，在气主气，在血主血。

洁古又云：非白术不能去湿，非枳实不能消痞。除湿利水道，如何是益津液？

当归

气温。味辛甘而大温。气味俱轻，阳也。

甘辛，阳中微阴。无毒。

入手少阴经。

足太阴经、厥阴经。

《象》云：和血补血。尾破血，身和血。先水洗去土，酒制过，或火干、日干入药。血病须用，去芦用。

《心》云：治血通用，能除血刺痛，以甘故能和血，辛温以润内寒。当归之苦，以助心散寒。

《珍》云：头止血，身和血，梢破血。治上酒浸，治外酒洗。糖色，嚼之大辛，可能溃坚，与菖蒲、海藻相反。

本草云：主咳逆上气，温疟寒热，洗④在皮肤中。妇人漏

---

① 用：四库本作"利"。
② 阳：四库本作"胃"。
③ 在本条下：东垣十书本作"在术条下"。四库本作"但言术本"。
④ 洗：四库本作"湿"，《证类本草》卷八作"洗洗"。

下，绝子，诸恶疮疡、金疮，煮汁饮之。温中止痛，及腰痛，除客血内塞，中风痓，汗不出，湿痹，中恶客气虚冷，补五脏，生肌肉。气血昏乱，服之即定，有各归气血之功，故名当归。

雷公云：得酒浸过，良。若要破血，即使头节硬实处；若要止痛止血，即用尾。若一概①用，不如不使。

易老云：用头则破血，用尾则止血，若全用则一破一止，则和血也。入手少阴，以其心主血也；入足太阴，以其脾裹血也；入足厥阴，以其肝藏血也。头能破血，身能养血，尾能行血，用者不分，不如不使。若全用，在参、芪皆能补血，在牵牛、大黄皆能破血，佐使定分，用者当知。从桂、附、茱萸则热，从大黄、芒硝则寒。诸经头痛，俱在细辛条下。惟酒蒸当归又治头痛，以其诸头痛皆属木，故以血药主之。

《药性论》云：臣，畏生姜，恶湿面。

经云：当归主咳逆上气。当归血药，如何治胸中气？《药性论》云：补女子诸不足。此说尽当归之用矣。

芍药

气微寒。味酸而苦。气薄味厚，阴也，降也。

阴中之阳，有小毒。

入手足太阴经。

《象》云：补中焦之药，得炙甘草为佐，治腹中痛。夏月腹痛，少加黄芩；如恶寒腹痛，加肉桂一钱，白芍药三钱，炙甘草一钱半，此仲景神方也。如冬月大寒腹痛，加桂二钱半，水二盏，煎一半，去皮用。

《心》云：脾经之药，收阴气，能除腹痛，酸以收之，扶阳

① 概：原作"时"，据四库本改。

而收阴气，泄邪气。扶阴与生姜同用。温经散湿通塞，利腹中痛，胃气不通，肺燥气热，酸收甘缓，下利必用之药。

《珍》云：白补赤散，泻肝补脾胃，酒浸行经，止中部腹痛。

本草云：主邪气腹痛，除血痹，破坚积，寒热疝瘕，止痛，利小便，益气，通顺血脉，缓中，散恶血，逐贼血，去水气，利膀胱。

《衍义》云：芍药全用根。其品亦多，须用花红而单叶者，山中者佳。花叶多则根虚，然其根多赤色，其味涩，有色白粗肥者亦好，余如经①。然血虚寒人，禁此一物，古人有言减芍药以避中寒，诚不可忽。今见花赤者为赤芍药，花白者为白芍药，俗云白补而赤泻。

东垣云：但涩者为上。或问：古今方论中多以涩为收，今《本经》有利小便一句者何也？东垣云：芍药能停诸湿而益津液，使小便自行，本非通行之药，所当知之。又问：有缓中一句，何谓缓中？东垣云：损其肝者缓其中。又问：当用何药以治之？东垣云：当用四物汤，以其内有芍药故也。赤者利小便下气，白者止痛散气血，入手足太阴经。大抵酸涩者为上，为收敛停湿之剂，故主手足太阴经。收降之②体，故又能至血海而入于九地之下，后至厥阴经也。后人用赤泻白补者③，以其色在西方故补，色在南方故泄也。

本草云：能利小便，非能利之也，以其肾主大小二便，既用此以益阴滋湿，故小便得通也。

《难经》云：损其肝者缓其中，即调血也。没药、乌药、雷

① 经：四库本作"茎"。

② 之：四库本作"四"。

③ 者：四库本此字无。

丸为之使。

本草又云：恶石斛、芒硝，畏硝石、鳖甲、小蓟，反藜芦。

《液》云：腹中虚痛，脾经也，非芍药不除，补津液停湿之剂。

熟地黄

气寒。味苦。阴中之阳。甘微苦。

味厚气薄。阴中阳也。无毒。

入手足少阴经、厥阴经。

《象》云：酒洒蒸如乌金，假酒力则微温，大补，血衰者须用之。善黑须发，忌萝卜。

《珍》云：若治外治上，酒制。

《心》云：生则性大寒而凉血，熟则性寒而补^①肾。

本草云：主折跌绝筋伤中，逐血痹，填骨髓，长肌肉。作汤除寒热积聚，除痹，主男子五劳七伤，女子伤中胞漏，下血，破恶血溺血，利大小肠，去胃中宿食，饱^②力断绝，补五脏内伤不足，通血脉，益气力，利耳目。生者尤良，得清酒、麦门冬尤良。恶贝母，畏芜荑。

东垣云：生地黄治手足心热及心热，入手足少阴、手足厥阴，能益肾水而治血。脉洪实者宜此，若脉虚则宜熟地黄。地黄假火^③力蒸九数，故能补肾中元气。仲景制八味丸，以熟地黄为诸药之首，天一所生之源也。汤液四物以治藏血之脏，亦以干熟地黄为君者，癸乙同归一治也。蒸捣不可犯铁，若犯铁令人肾消。

---

① 补：东垣十书本作"消"。

② 饱：四库本作"筋"，宜从。

③ 火：四库本作"酒"。

陈藏器云：蒸干即温补，生干则平宣。

《机要》云：熟地黄，脐下发痛者，肾经也，非地黄不能除，补肾益阴之剂，二宜丸加当归为补髓。

生地黄

气寒。味苦。阴中之阳。甘苦大寒。无毒。

入手太阳经、少阴经之剂。

《象》云：凉血补血，补肾水真阴不足。此药大寒，宜斟酌用之，恐损胃气。

《珍》云：生血凉血。

本草云：主妇人崩中血不止，及产后血上薄心，闷绝伤身，胎动下血，胎不落，堕坠腕折，瘀血留血，衄鼻吐血，皆捣饮之。

《液》云：手少阴，又为手太阳之剂，故钱氏泻丙与木通同用，以导赤也。诸经之血热，与他药相随，亦能治之。溺血便血亦治之，入四散例。

《心》云：苦甘，阴中微阳，酒浸上行、外行，生血凉血去热，恶贝母，畏芜荑。

山药

气温。味甘平。无毒。

手太阴经药。

本草云：主补中益气，除热强阴，主头面游风，风头晕眩①，下气，充五脏，长肌肉，久服耳目聪明，轻身耐老，延年不饥。手太阴药，润皮毛燥，凉而能补，与二门冬、紫芝为之使，恶甘遂。

---

① 风头晕眩：四库本作"头晕眼眩"。

东垣云：仲景八味丸用干山药，以其凉而能补也，亦治皮肤干燥，以此物润之。

麻仁

味甘平。无毒。

入足太阴经。

手阳明经。

本草云：主补中益气，中风汗出，逐水，利小便，破积血，复血脉，乳妇产后余疾。长发，可为沐药。久服肥健不老。

《液》云：入足太阴、手阳明。汗多、胃热、便难三者，皆燥湿而亡津液，故曰脾约，约者，约束之义，《内经》谓燥者润之，故仲景以麻仁润足太阴之燥及通肠也。

薏苡仁

气微寒。味甘。无毒。

本草云：主筋急拘挛，不可屈伸，风湿痹，下气，除筋骨邪气不仁，利肠胃，消水肿，令人能食，久服轻身益气。其根能下三虫。仲景治风湿燥痛，日晡所剧者，与麻黄杏子薏苡仁汤。

甘草

气平。味甘。阳也。无毒。

入足厥阴经、太阴经、少阴经。

《象》云：生用大泻热火，炙之则温，能补上焦、中焦、下焦元气。和诸药相协而不争，性缓善解诸急，故名国老。去皮用。甘草梢子生用为君，去茎中痛，或加苦楝①酒煮，玄胡索为主，尤妙。

---

① 楝：原作"练"，据东垣十书本改。

《心》云：热药用之缓其热，寒药用之缓其寒。经曰：甘以缓之，阳不足补之以甘。中满禁用，寒热皆用，调和药性，使不相悖。炙之散表寒，除邪热，去咽痛，除热，缓正气，缓阴血，润肺。

《珍》云：养血补胃，梢子去肾中之痛。胸中积热，非梢子不能除。

本草云：主五脏六腑寒热邪气，坚筋骨，长肌肉倍力，金疮𤻲解毒，温中下气，烦满短气，伤脏咳嗽，止渴，通经脉，利血气，解百药毒，为九土之精，安和七十二种石、一千二百种草，故名国老。

《药性论》云：君，忌猪肉。

《内经》曰：脾欲缓，急食甘以缓之。甘以补脾，能缓之也，故汤液用此以建中。又曰：甘者令人中满。又曰：中满者勿食甘。即知非中满药也。甘入脾，归其所喜攻也。或问：附子理中、调胃承气皆用甘草者，如何是调和之意？答曰：附子理中用甘草，恐其僭上也；调胃承气用甘草，恐其速下也，二药用之非和也，皆缓也。小柴胡有柴胡、黄芩之寒，人参、半夏之温，其中用甘草者，则有调和之意。中不满而用甘为之补，中满者用甘为之泄，此升降浮沉也。凤髓丹之甘，缓肾湿而生元气，亦甘补之意也。经云：以甘补之，以甘泻之，以甘缓之。本草谓安和七十二种石、一千二百种草，名为国老，虽非君而为君所宗，所以能安和草石而解诸毒也，于此可见调和之意。夫五味之用，苦直行而泄，辛横行而散，酸束而收敛，咸止而软坚，甘上行而发。如何本草言下气？盖甘之味有升降浮沉，可上可下，可内可外，有和有缓，有补有泄，居中之道尽矣。入足厥阴、太阴、少阴，能治肺痿之脓血，而作吐剂能消五发之疮疽，每用水三碗，慢火熬至半碗，去粗服之。消疮与黄芪同功，黄芪亦能消肿毒痈[1]疽，修治之法与甘草同。

本草又云：术、干漆、苦参为之使，恶远志，反大戟、芫花、甘遂、海藻四物。

白前

气微温。味甘。微寒。无毒。

本草云：主胸胁逆气，咳嗽上气，状似白薇、牛膝辈[2]。

《衍义》云：白前保定肺气，治嗽多用。白而长于细辛，但粗而脆，不似细辛之柔。若以温药相佐使则尤佳，仲景用。

白薇

气大寒。味苦咸平。无毒。

本草云：主暴中风，身热肢满，忽忽不知人，狂惑邪气，寒热酸疼，温疟洗洗发作有时，疗伤中淋露，下水气，利阴气，益精。近道处处有之，状似牛膝、白前而短小，疗惊邪、风狂、痓病。

《液》云：《局方》中多有用之治妇人，以《本经》疗伤中、下淋露故也。

本草又云：恶黄芪、大黄、大戟、干姜、干漆、山茱萸、大枣。

前胡

气微寒。味苦。无毒。

本草云：主痰满，胸胁中痞，心腹结气，风头痛，去痰实下气，治伤寒寒热，推陈致新，明目益精。半夏为使，恶皂荚，畏藜芦。

---

① 痈：东垣十书本作"疮"。

② 辈：四库本此字无。

木香

气热。味辛苦。纯阳。味厚于气。

阴中阳也。无毒。

《象》云：除肺中滞气。若[1]治中下焦气结滞，须用槟榔为使。

《珍》云：治腹中气不转运，和胃气。

《心》云：散滞气，调诸气。

本草云：治邪气，辟毒疫瘟鬼，强志，主淋露，疗气劣，肌中偏寒，主气不足，消毒瘟疟蛊毒，行药之精。

《本经》云：主气劣、气不足，补也；通壅气，导一切气，破也；安胎，健脾胃，补也；除癥癖块，破也。与本条补破不同，何也？易老以为破气之剂，不言补也。

知母

气寒。味大辛。苦寒味厚，阴也，降也。苦，阴中微阳。无毒。

入足阳明经。

手太阴肾经本药。

《象》云：泻足阳明经火热，补益肾水膀胱之寒。去皮用。

《心》云：泻肾中火，苦寒，凉心去热。

《珍》云：凉肾，肾经本药。上颈行经，皆须用酒炒。

本草云：主消渴热中，除邪气，肢体浮肿，下水，补不足，益气，疗伤寒久疟烦热，胁下邪气，膈中恶及风汗内疸，多服令人泄。

东垣云：入足阳明、手太阴，味苦寒润。治有汗骨蒸，肾经气劳泻心。仲景用此为白虎汤，治不得眠者，烦躁也。烦者

---

① 若：四库本作"又"。

肺也，躁者肾也，以石膏为君主，佐以知母之苦寒，以清肾之源，缓以甘草、粳米之甘，而使不速下也。经云：胸中有寒者，瓜蒂散吐之。又云：表热里寒者，白虎汤主之。瓜蒂、知母味皆苦寒，而治胸中寒及里寒，何也？答曰：成无己注云，即伤寒寒邪之毒为热病也，读者要逆识之。如《论语》言乱臣十人，《书》言唯以乱民，其能而乱四方？乱皆治也，乃治乱者也，故云乱民乱四方也。仲景所言寒之一字，举其初而言之，热病在其中矣。若以寒为寒冷之寒，无复用苦寒之剂，兼言白虎证脉尺寸俱长，则热可知矣。

贝母

气平微寒。味辛苦。无毒。

本草云：主伤寒烦热，淋沥，邪气，疝瘕，喉痹，乳难，金疮，风痉，疗腹中结实，心下满，洗洗恶风寒，目眩项直，咳嗽上气，止烦渴，出汗，安五脏，利骨髓。

仲景：寒实结胸，外无热证者，三物小陷胸汤主之，白散亦可。以其内有贝母也。别说：贝母能散胸中郁结之气，殊有功。

本草又云：厚朴、白薇为之使，恶桃花，畏秦艽、矾石、莽草，反乌头。

海藏祖方，下乳三母散：牡蛎、知母、贝母三物为细末，用①猪蹄汤调下。

黄芩

气寒。味微苦，苦而甘。微寒，味薄气厚，阳中阴也，阴中微阳，大寒无毒。

入手太阴经之剂。

---

① 用：东垣十书本，此字无。

《象》云：治肺中湿热，疗上热，目中赤肿瘀肉盛必用之药。泄肺受火邪，上逆于膈。上①补膀胱之寒不足，乃滋其化源也。

《心》云：泻肺中之火。

洁古云：利胸中气，消膈上痰，性苦寒，下痢脓血稠黏，腹疼后重，身热，久不可者，与芍药、甘草同用。

《珍》云：除阳有余，凉心去热，通寒格。阴中微阳，酒炒上行，主上部积血，非此不能除。肺苦气上逆，急食苦以泄之。

本草云：主诸热黄疸，肠澼泻痢，逐水，下血闭，恶疮疽蚀，火伤，疗痰热，胃中热，小腹绞痛，消谷，利小肠，女子血闭，淋露下血，小儿腹痛。

东垣云：味苦而薄，中枯而飘，故能泄肺火而解肌热，手太阴剂也。细实而中不空者，治下部妙。

陶隐居云：色深坚实者好。又治奔豚，脐下热痛。飘与实高下之分，与枳实、枳壳同例。黄芩其子主肠澼脓血。

本草又云：得厚朴、黄连治腹痛，得五味子、牡蒙、牡蛎令人有子，得黄芪、白蔹、赤小豆疗鼠瘘。山茱萸、龙骨为之使，恶葱实，畏丹砂、牡丹、藜芦。

张仲景治伤寒心下痞满，泻心汤四方皆用黄芩，以其去诸热，利小肠故也。又太阳病下之利不止，有②葛根黄芩黄连汤。亦主妊娠，安胎散内多用黄芩，今医家常用有效者，因著之。《千金方》：巴郡太守奏加减三黄丸，疗男子五劳七伤，消渴不生肌肉，妇人带下，手足寒热者，久服之，得行及奔马，甚验。

陶隐居云：黄芩圆者名子芩，仲景治杂病方多用之。

---

① 上：四库本作"下"。

② 有：四库本作"用"。

黄连

气寒。味苦。味厚气薄，阴中阳也，升也。无毒。

入手少阴经。

《象》云：泻心火，除脾胃中湿热，治烦恶心郁，热在中焦，兀兀欲吐，心下痞满，必用药也。仲景治九种心下痞，五等泻心汤皆用之。去须用。

《心》云：泻心经之火，眼暴赤肿，及诸疮，须用之，苦寒者主阳有余，苦以除之，安蛔，通寒格，疗下焦虚，坚肾。

《珍》云：酒炒上行，酒浸行上头①。

本草云：主热气目痛，眦伤泣出，明目，肠澼，腹痛下痢，妇人阴中肿痛，五脏冷热，久下泄澼脓血，止消渴大惊，除水利骨，调胃厚肠，益胆，疗口疮，久服令人不忘。

《液》云：入手少阴，苦燥，故入心，火就燥也。然泻心其实泻脾也，为子能令母实，实则泻其子。治血防风为上使，黄连为中使，地榆为下使。

海藏祖方，令终身不发癍疮：煎黄连一口，儿生未出声时，灌之大应，已出声灌之癍虽发亦轻。古方以黄连为治痢之最。

《衍义》云：治痢有微血，不可执，以黄连为苦燥剂，虚者多致危困，实者宜用之。

本草又云：龙骨、理石、黄芩为之使，恶菊花、芫花、玄参、白鲜皮，畏款冬花，胜乌头，解巴豆毒。

大黄

气寒。味苦大寒。味极厚，阴也，降也，无毒。

入手足阳明经。

---

① 上头：四库本作"下"。

酒浸入太阳经。

酒洗入阳明经。

余经不用酒。

《象》云：性走而不守，泻诸实热不通，下大便，涤荡肠胃间热，专治不大便。

《心》云：涤荡实热。

《珍》云：热淫于内，以苦泄之。酒浸入太阳经，酒洗入阳明经，余经不用酒。

本草云：主下瘀血，血闭寒热，破癥瘕积聚，留饮宿食，荡涤肠胃，推陈致新，通利水谷，调中化食，安和五脏，平胃下气，除痰实、肠间结热，心腹胀满，女子寒血闭胀，小腹痛，诸老血留结。

《液》云：味苦寒，阴中之阴药，泄满，推陈致新，去陈垢而安五脏，谓如戡定祸乱以致太平无异，所以有将军之名。入手足阳明以酒引之，上至高巅，以舟楫载之，胸中可浮。以苦泄之性，峻至于下。以酒将之可行至高之分，若物在巅，人迹不及，必射以取之也。故太阳阳明、正阳阳明承气汤中，俱用酒浸，惟少阳阳明为下经，故小承气汤中不用酒浸也。杂方有生用者，有面裹蒸熟者，其制不等。

《衍义》云：损益前书已具。仲景治心气不足，吐血衄血，泻心汤用大黄、黄芩、黄连，或曰心气既不足矣，而不用补心汤，更用泻心汤何也？答曰：若心气独不足，则须当不吐衄也，此乃邪热因心气不足而客之，故令吐衄。以苦泄其热，就以苦补其心，盖一举而两得之，有是证者用之，无不效，惟在量其虚实而已。

本草又云：恶干漆。

连翘

气平。味苦。苦微寒，气味俱轻，阴中阳也，无毒。

手足少阳经、阳明经药。

《象》云：治寒热瘰疬，诸恶疮肿，除心中客热，去胃虫，通五淋。

《心》云：泻心经客热，诸家须用，疮家圣药也。

《珍》云：诸经客热，非此不能除。

本草云：主寒热鼠瘘，瘰疬，痈肿瘿瘤，结热蛊毒，去寸白虫。

《液》云：入[1]手足少阳。治疮疡，瘤气瘿起，结核有神，与柴胡同功，但分气血之异耳。与鼠黏子同用，治疮疡别有神效[2]。

连轺

气寒。味苦。

本经不见所注，但仲景古方所注云，即连翘之根也。方言熬者，即今之炒也。

人参

气温。味甘。甘而微苦微寒，气味俱轻，阳也。阳中微阴，无毒。

《象》云：治脾肺阳气不足，及[3]能补肺，气促，短气少气，补而缓中，泻脾肺胃中火邪，善治短气。非升麻为引用，不能补上升之气，升麻一分，人参三分，为相得也。若补下焦元气，泻肾中火邪，茯苓为之使。

---

① 入：此字原脱，据四库本补。

② 效：东垣十书本和四库本作"功"。

③ 及：四库本作"又"。

《心》云：补气不足而泻肺火，甘温而补阳利气。脉不足者是亡血也，人参补之益脾。与干姜同用补气。里虚则腹痛，此药补之，是补不足也。

《珍》云：补胃，喘嗽勿用，短气用之。

本草云：主补五脏，安精神，定魂魄，止惊悸，除邪气，明目，开心益智，疗肠胃中冷，心腹鼓痛，胸胁逆满，霍乱吐逆，调中，止消渴，通血脉，破坚积，令人不忘。

《液》云：味既甘温，调中益气，即补肺之阳，泄肺之阴也。若便言补肺，而不论阴阳寒热，何气不足则误矣。若肺受寒邪，宜此补之；肺受火邪，不宜用也。肺为天之地，即手太阴也，为清肃之脏，贵凉而不贵热，其象可知。若伤热则宜沙参，沙参味苦甘，微寒，无毒，主血积惊气，除寒热，补中益肺气，疗胃痹，心腹痛，结热邪气头痛，皮间邪热，安五脏，补中。人参补五脏之阳也，沙参苦微寒，补五脏之阴也，安得不异。

易老云：用沙参代人参，取其味甘可也。

葛洪云：沙参主卒得诸疝，小腹及阴中相引痛如绞，自汗出欲死，细末，酒调服方寸匕，立瘥。

日华子云：治恶疮疥癣及身痒，排脓，消肿毒。

海藏云：今易老取沙参代人参，取其甘也。若微苦则补阴，甘者补阳经[①]，虽云补五脏，亦须各用本脏药相佐使，随所引而相辅一脏也，不可不知。

沙参

味苦甘。微寒。无毒。

---

① 经：东垣十书本此字无。

治证附前人参条下。

半夏

气微寒。味辛平。苦而辛。辛厚苦轻，阳中阴也。生微寒，熟温。有毒。

入足阳明经、太阴经、少阳经。

《象》云：治寒痰，及形^①寒饮冷伤肺而咳，大和胃气，除胃寒，进食。治太阴痰厥头痛，非此不能除。

《心》云：能胜脾胃之湿，所以化痰，渴者禁用。

《珍》云：消胸中痞，去膈上痰。

本草云：主伤寒寒热，心下坚，下气，咽喉肿痛，头眩，胸胀咳逆，肠鸣，止汗，消心腹胸膈痰热满结，咳嗽上气，心下急痛坚痞，时气呕逆，消痈肿，堕胎，疗痿黄，悦泽面目^②。生令人吐，热^③令人下。用之汤洗去滑令尽，用生姜等份制用，能消痰涎，开胃健脾。射干为之使，恶皂荚，畏雄黄、生姜、干姜、秦皮、龟甲，反乌头。

《药性论》云：半夏使，忌羊血、海藻、饴糖。柴胡为之使，俗用为肺药，非也。止吐为足阳明，除痰为足太阴。小柴胡中虽为止呕，亦助柴胡能主恶寒，是又为足少阳也。又助黄芩能去热，是又为足阳明也。往来寒热在表里之中，故用此有各半之意。本以治伤寒之寒热，所以名半夏。经云：肾主五液，化为五湿，自入为唾，入肝为泣，入心为汗，入脾为痰，入肺为涕。有涎曰嗽，无涎曰咳，痰者因咳而动脾之湿也。半夏能泄痰之标，不能泄痰之本，泄本者，泄肾也。咳无形，痰有形，

---

① 形：四库本作"伤"。

② 面目：四库本作"满面"。

③ 热：诸本同，《证类本草》卷十作"熟"，宜从。

无形则润，有形则燥，所以为流湿润燥也。

五味子

气温。味酸。阴中阳，微苦[①]。味厚气轻，阴中微阳。无毒。

入手太阴经。

入足少阴经。

《象》云：大益五脏。

孙真人云：五月常服五味子以补五脏气，遇夏月季夏之间困乏无力，无气以动，与黄芪、人参、麦门冬，少加黄柏煎汤服，使人精神顿加，两足筋力涌出，生用。

《珍》云：治咳嗽。

《心》云：收肺气，补气不足，升也，酸以收逆气。肺寒气逆，则以此药与干姜同用治之。

本草云：主咳逆上气，劳伤羸瘦，补不足，益气强阴，益精，养五脏，除热。

日华子云：明目，暖水脏，治风，下气消食，霍乱转筋，痃癖，奔豚冷气，消水肿，反胃，心腹气胀，止渴，除烦热，解酒毒，壮筋骨。五味皮甘肉酸，核中辛苦，都有咸味，故名五味子。仲景八味丸用此为肾气丸，述类象形也。

孙真人云：六月常服五味子，以益肺金之气，在上则滋源，在下则补肾，故入手太阴、足少阴也。

甘遂

气大寒。味苦甘。甘纯阳。有毒。

本草云：主大腹疝瘕，腹满，面目浮肿，留饮宿食，破坚消积，利水谷道，下五水，散膀胱留热，皮中痞热，气肿[②]满。

---

① 微苦：东垣十书本和四库本作"酸而微苦"，宜从。

② 肿：东垣十书本作"坚"。

瓜蒂为使，恶远志，反甘草。

《液》云：可以通水，而其气直透达所结处。

《衍义》云：此药专于行水，攻决为用，入药须斟酌用之。

《珍》云：若水结胸中，非此不能除。

大戟

气大寒。味苦甘。阴中微阳，有小毒。

本草云：治蛊毒十二水，腹满急痛，积聚中风，皮肤疼痛，吐逆，颈腋痈肿，头疼发汗，利大小肠，此泽漆根也。

《液》云：与甘遂同为泄水之药，湿胜者苦燥除之，反甘草。与芫花、黄药子等份，水糊为丸，桐子大，每服十丸，伤风寒[①]葱白汤下，伤食陈皮汤下，或十五丸微加至止亦可。芫花别有条，海藏，十枣汤同用。

《珍》云：泻肺，损真气。

芫花

气微寒。味苦辛。有毒。

本草云：主伤寒温疟，下十二水，破积聚大坚癥瘕，荡涤肠胃中留癖，饮食寒热邪气，利水道，疗痰饮咳嗽。

《衍义》云：仲景以芫花治利者，以其行水也，水去则利止，其意如此，用时斟酌，不可太过与不及也，仍察其须有是证，方可用之。仲景小青龙汤，若微利，去麻黄，加芫花，如鸡子熬令赤色用之，盖利水也。

海藻

气寒。味咸。

本草云：主瘿瘤气，头[②]下核，破散结气，痈肿癥瘕坚气，

---

① 寒：东垣十书本和四库本作"伤寒"。

② 头：东垣十书本和四库本作"颈"，宜从。

腹中上下鸣，下十二①水肿，疗皮间积聚，暴㖞，留气热结，利小便。

《珍》云：洗去咸，泄水气。

商陆根

气平。味辛酸。有毒。

本草云：主水胀满，瘕痹，熨除痈肿，杀鬼精物，治胸中邪气水肿，痿痹，腹满洪，直疏五脏，散水气。如人形者有神②。

《珍》云：辛酸同用，导肿气。

旋覆花

气温。味咸甘。冷利，有小毒。

本草云：主补中下气，消坚软痞，消胸中痰结，唾如胶漆，脐下膀胱留饮，利大肠，通血脉。发汗吐下后，心下痞，噫气不除者，宜此。

仲景治伤寒汗下后，心下痞坚，噫气不除，旋覆代赭汤。

胡洽治痰饮，两胁胀满，旋覆花丸用之尤佳。

泽泻

气平。味甘。甘咸寒。味厚阴也，降也，阴中微阳。

入手③太阳经、少阴经。

《象》云：除湿之圣药，治小便淋沥，去阴间汗。无此疾服之，令人目盲。

《心》云：去旧水，养新水，寒水气，须用。

《珍》云：渗泻止渴。

本草云：治风寒湿痹，乳难消水，养五脏，益气力，肥健，

---

① 二：原作"一"，据东垣十书本和四库本改。

② 神：四库本此字后作"效"。

③ 手：东垣十书本和四库本作"足"。

补虚损五劳，除五脏痞满，起阴气，止泄精、消渴、淋沥，逐膀胱三焦停水。

扁鹊云：多服，病人眼。

《衍义》云：其功尤长于行水。

仲景云：水搐①烦渴，小便不利，或吐或泻，五苓散主之。方用泽泻，故知其用长于行水，《本经》又引扁鹊云：多服病人眼。诚为行去其水故也。仲景八味丸用之者，亦不过接引桂、附等归就肾经，别无他意。凡服泽泻散人，未有不小便多者，小便既多，肾气焉得复实？今人止泄精，多不敢用。

《本经》云：久服明目。扁鹊谓：多服昏目，何也？易老云：去胞中留垢，以其味咸能泄伏水，故去留垢，即胞中久②陈积物也。入足太阳、少阴，仲景治太阳中风入里渴者，五苓散主之。

红豆蔻

气温。味辛。无毒。

本草云：主阳③虚水泻，心腹绞痛，霍乱，呕吐酸水，解酒毒。不宜多④，令人舌粗，不能饮食。

《液》云：是高良姜子。用红豆蔻复用良姜，如用官桂复用桂花同意。

肉豆蔻

气温。味辛。无毒。

入手阳明经。

---

① 搐：诸本同，疑作"畜"。
② 久：东垣十书本此字无。
③ 阳：四库本作"肠"。
④ 多：东垣十书本和四库本此字后作"服"，宜从。

本草云：主鬼气，温中，治积冷，心腹胀痛，霍乱中恶，冷痓呕沫，冷气，消食止泄，小儿伤乳霍乱。

甘松

气平。味甘温。无毒。

本草云：主恶气，卒心腹痛满，治黑皮䵟䵁，风疳齿䘌。

蜀漆

气微温。味辛。纯阳。辛平。有毒。

《珍》云：破血。

《心》云：洗去腥，与苦酸同用，导胆。

本草云：主疟及咳逆寒热，腹中癥坚痞结，积聚邪气，蛊毒鬼痓，疗胸中邪结气，能吐出之。

成无己注云：火邪错逆，加蜀漆之辛以散之。

蒲黄

气平。味甘。无毒。

本草云：主心腹膀胱寒热，利小便，止血，消瘀血。又云：治一切吐衄唾溺崩泻扑癥带下等血，并皆治之，并疮疖，通月候，堕胎，儿枕急痛，风肿鼻洪，下乳，止泄精血利。如破血消肿则生用，补血止血则炒用。

天门冬

气寒。味微苦。苦而辛。气薄味厚，阴也，甘平大寒，无毒，阳中之阴。

入手太阴经。

足少阴经。

《象》云：保肺气。治血热侵肺，上喘气促，加人参、黄芪为主用之，神效。

《心》云：苦以泄滞血，甘以助元气，及治血妄行，此天门冬之功也。

本草云：主诸暴风湿偏痹，强骨髓，杀三虫[1]，去伏尸，保定肺气，去寒热，养肌肤，益气力，利小便，冷而能补。久服延年多子孙，能行步益气，入手太阴、足少阴经，荣卫枯涸，湿剂所以润之，二门冬、人参、北五味子、枸杞子同为生脉之剂，此上焦独取寸口之意。

日华子云：贝母为使，镇心，润五脏，益皮肤，悦颜色，补五劳七伤，治肺气并嗽，消痰及风痹热毒，游风烦闷，吐血。去心用。

麦门冬

气寒。味微苦甘。微寒，阳中微阴也，无毒。

入手太阴经。

《象》云：治肺中伏火，脉气欲绝，加五味子、人参，三味为生脉之剂，补肺中元气不足。

《珍》云：行经，酒浸、汤浸。去心，治经枯。

《心》云：补心气不足，及治血妄行，补心不足。

本草云：主心腹结气，伤中伤饱，胃络脉绝，羸瘦短气，身重目黄，心下支满，虚劳客热，口干燥渴，止呕吐，愈痿蹶，强阴益精，消谷调中，保神，定肺气，安五脏，令人肥健，美颜色，有子。地黄、车前子为之使，恶款冬花、苦瓠，畏苦参、青蘘，入手太阴。

《衍义》云：治肺热之功为多，其味苦，但专泄而不专收，寒多人禁服。治心肺虚热及虚劳。麦门冬、地黄、麻仁、阿胶润经益血，复脉通心，二门冬、五味子、枸杞子同为生脉之剂。

---

[1] 虫：原作"蛊"，据四库本和《证类本草》卷六改。

葳蕤

气平。味甘。无毒。

本草云：主中风暴热，不能动摇，跌筋结肉诸不足，心腹结气，虚热湿毒，腰痛，茎中寒，及目痛眦烂泪出，久服去面黑𪒟。

《心》云：润肺除热。

茵陈蒿

气微寒。味苦平。阴中微阳。无毒。

入足太阳经。

《象》云：除烦热，主风湿热邪结于内。去枝梗，用叶。

本草云：治[1]风湿寒热，邪气热结，黄疸通身发黄，小便不利，除头热，去伏瘕，入足太阳。

仲景茵陈栀子大黄汤治湿热也，栀子柏皮汤治燥热也。如苗涝则湿黄，苗旱则燥黄。湿则泻之，燥则润之可也。此二药治阳黄也。韩祗和、李思训治阴黄，茵陈附子汤，大抵以茵陈为君主，佐以大黄、附子，各随其寒热也[2]。

《珍》云：治伤寒发黄。

艾叶

气温。味苦。阴中之阳。无毒。

本草云：止下痢吐血，下部蜃疮，辟风寒，令人有子，灸百病。重午日日未出时，不语采。

《心》云：温胃。

白头翁

气寒。味辛苦。无毒。有毒。

---

① 治：东垣十书本作"主"。

② 也：东垣十书本此字无。

本草云：主温疟狂易_{音羊}，寒热，癥瘕积聚，瘿气，逐血止痛，疗金疮鼻衄。

《心》云：下焦肾虚，纯苦以坚之。一名野丈人，一名胡王使者。

百合

气平。味甘。无毒。

本草云：主邪气腹胀心痛，利大小便，补中益气，除浮肿胪胀，痞满寒热，遍身疼痛，及乳难喉痹，止涕^①。

仲景治百合病，百合知母汤、百合滑石代赭石汤，有百合鸡子汤、百合地黄汤，或百合病已经汗者，或未经汗下吐者，或病形如初，或病变寒热，并见《活人书》。治伤寒腹中疼，百合一两，炒黄为末，米饮调服。

孙真人云：治百合阴毒，煮百合浓汁，服一升。

苁蓉

气温。味甘咸酸。无毒。

本草云：主五劳七伤，补中，除茎中寒热痛，养五脏，强阴，益精气，多子，妇人癥瘕，除膀胱邪气，腰痛，止痢，久服轻身。

《液》云：命门相火不足，以此补之。

玄参

气寒^②。味苦咸。无毒。

《象》云：足少阴肾^③之君药也，治本经须用。

本草云：主腹中寒热积聚，女子产乳余疾，补肾气，令人

① 涕：东垣十书本和四库本此字后作"泪"。

② 寒：东垣十书本和四库本作"微寒"。

③ 肾：东垣十书本和四库本此字后作"经"。

目明，主暴中风伤寒身热，肢满狂邪，忽忽不知人，温疟洒洒，血瘕，下寒血，除胸中气，下水，止烦渴。

易老云：玄参乃枢机之剂[①]，管领诸气上下，肃清而不浊，风药中多用之，故《活人书》治伤寒[②]毒，玄参升麻汤治汗下吐后毒不散，则知为肃清枢机之剂。以此论之，治空中氤氲之气，无根之火，以玄参为圣药。

款冬花

气温。味甘辛。纯阳。无毒。

《珍》云：温肺止嗽。

本草云：主咳逆上气，善喘喉痹，诸惊痫，寒热邪气，消渴，喘息呼吸。杏仁为之使，得紫菀良，恶皂荚、硝石、玄参，畏贝母、辛夷、麻黄、黄芪、黄芩、黄连、青葙。

《药性论》云：君，主疗肺气心促，急热乏[③]劳，咳连连不绝，涕唾稠黏，肺痿肺痈吐脓。

日华子云：润心肺，益五脏，除烦，补劳劣，消痰止嗽，肺痿吐血，心虚惊悸。

《衍义》云：有人病嗽多日，或教以燃款冬花三两枚于无风处，以笔管吸其烟，满口则咽之，数日效。

《时习》云：仲景射干汤用之。

紫参

气微寒，味苦辛，无毒。

本草云：主心腹积聚，寒热邪气，通九窍，利大小便，疗肠胃大热，唾血衄血，肠中聚血，痈肿诸疮，止渴益精。

---

① 剂：此字原脱，据东垣十书本和四库本补。

② 寒：东垣十书本和四库本此字后作"阳"。

③ 乏：原作"之"，据东垣十书本和四库本改。

仲景治痢，紫参汤主之。紫参半斤，甘草二[①]两，水五升，煎紫参，取二升，却内甘草，煎取半升，分温三服。

苦参

气寒。味苦。气沉。纯阴。

《心》云：除湿。

本草云：主心腹结气，癥瘕积聚，黄疸，溺有余沥，逐水，除痈肿，补中，明目止泪，养肝胆气，安五脏，定志益精，利九窍，除伏热肠澼，止渴醒酒，小便黄赤，疗恶疮，下部䘌，平胃气，令人嗜食轻身。

《衍义》云：有人病遍身风热细疹，痒痛不可任，连胸胫[②]脐腹近阴处皆然，涎痰亦多，夜不得睡，以苦参末一两，皂角二两，水一升，揉滤取汁，银石器熬成膏，和苦参末为丸，如梧桐子大，食后，温水下二十丸至三十丸，次日便愈。

《时习》云：苦参揩齿，久能病腰。

芦根

气寒。味甘。

本草云：主消渴客热，止小便，《金匮玉函》治五噎膈气烦闷，吐逆不下食，芦根五两锉，水三盏，煮二盏，去粗服，无时。

射干 又名乌扇

气平。味苦微温。有毒。

本草云：主咳逆上气，喉闭咽痛，不得消息，散结气，腹中邪逆[③]，食饮大热，疗老血在心脾间，咳唾，言语气臭，散胸

---

① 二：东垣十书本作"三"。

② 胫：诸本同，《证类本草》卷八作"颈"，宜从。

③ 邪逆：四库本作"不通"。

中热气。

《衍义》云：治肺气喉痹为佳。

仲景治咽中动气或闭塞，乌扇汤中用。

《时习》云：仲景射干汤用之。

《心》云：去胃痈。

败酱

气微寒平。味苦咸。无毒。

入足少阴经。

手厥阴经。

本草云：主暴热火疮，赤风疥瘙，疽痔，马鞍热气，除痈肿，浮肿结热，风痹不足，产后疾痛。

仲景治腹[①]痛有脓者，薏苡仁附子败酱汤。薏苡仁十分，附子二分，败酱五分，三物为末，取方寸匕，以水二升，煎取一升，顿服之，小便当下，愈。

败蒲

气平。

本草云：主筋溢恶疮。

《药性论》云：亦可单用，主破血。取蒲黄、赤芍药、当归、大黄、朴硝同服，治跌仆瘀血。

陈藏器云：《圣惠方》治霍乱。

苇叶

《液》云：同芦，差大耳。

防己

气寒。味大苦辛。苦，阴也。平，无毒。

---

① 腹：诸本同，《金匮要略》第十八作"肠"，宜从。

通行十二①经。

《象》云：治腰以下至足湿热肿盛，脚气，补膀胱，去留热，通行十二经。去皮用。

本草云：主风寒温疟热气诸痫，除邪，利大小便，疗水肿风肿，去膀胱热，伤寒寒热邪气，中风手脚挛急，止泄，散痈肿恶结，诸蜗疥癣虫疮，通腠理，利九窍。

《药性论》云：汉防己，君。又云：木防己，使。畏女菀、卤咸。去血中湿热。

牵牛

气寒。味苦。有小毒。黑白二种。

本草云：主下气，疗脚满水肿，除风毒，利小便。

海藏云：以气药引之则入气，以大黄引之则入血。

张文懿云：不可耽嗜，脱人元气。余初亦疑此药不可耽嗜，后见人有酒食病痞，多服食药以导其气，及服藏用神芎丸，及犯牵牛等丸，如初服即快，药过再食，其病痞依然。依前又服，其痞随药而效，药过后病复至，以至久服，则脱人元气而犹不知悔，戒之！惟当益脾健胃，使元气生而自能消磨②水谷，其法无以加矣。

《心》云：泻元气，去气中湿热。凡饮食劳倦皆血受病，若以此药泻之，是血病泻气，使气血俱虚损，所伤虽去，泻元气损人不知也。经所谓毋盛盛，毋虚虚，毋绝人长命，此之谓也。用者戒之！白者亦同。

罗谦甫云：牵牛乃泻气之药，试取尝之，便得辛辣之味，久而嚼之，猛烈雄壮，渐渐不绝，非辛而何？续注味苦寒，果

---

① 二：原作"一"，据东垣十书本和四库本改。

② 磨：东垣十书本和四库本作"腐"。

安在哉？又曰：牵牛感南方热火之化，所生者也，血热泻气，差误已甚。若病湿胜^①，湿气不得施化，致大小便不通，则宜用之耳。湿去其气周流，所谓五脏有邪，更相平也。经所谓一脏未平，以所胜平之，火能平金，而泻肺气者即此也。然仲景治七种湿证，小便不利，无一药犯牵牛者，仲景岂不知牵牛能泻湿利小便？为湿病之根在下焦，是血分中气病，不可用辛辣气药，泻上焦太阴之气故也。仲景尚不敢^②轻用如此，世医一概而用之可乎？又曰：牵牛辛烈，泻人元气，比诸辛药尤甚，以辛之雄烈故也。

三棱

气平。味苦。阴中之阳。无毒。

《象》云：治老癖癥瘕结块，妇人血脉不调，心腹刺痛。须炮用。

《珍》云：破积气，损真气。虚者勿用。

《液》云：又治气胀，血脉不调，补五劳，通月经，消瘀血。色白，破血中之气。

蓬莪茂

气温。味苦辛。无毒。

《象》云：治心膈痛，饮食不消，破痃癖气最良。炮用。

本草云：治妇人血气，丈夫奔豚，治心腹痛，中恶疰忤鬼气，霍乱冷气，吐酸水，解毒，饮食不消。酒研服。

《液》云：色黑，破气中之血。入气药发诸香，虽为泄剂，亦能益气，故孙用和治气短不能接续，所以大小七香丸、集香丸散及汤内多用此也。

---

① 胜：东垣十书本作"盛"。

② 敢：东垣十书本此字无。

草龙胆

气寒。味大苦。气味厚，阴也。无毒。

《珍》云：纯阴，酒浸上行。

《心》云：除下焦之湿，及翳膜之湿。

《象》云：治两目赤肿，睛胀，瘀肉高起，疼痛不可忍，以柴胡为主，治眼中疾必用之药也。去芦。

栝楼根

气寒。味苦。味厚，阴也。无毒①。

本草云：主消渴，身热烦满，大热，补虚安中，通月水，消肿毒瘀血及热狂。

《心》云：止渴，行津液。苦寒与辛酸同用，导肿气。

《珍》云：苦，纯阴。若心中枯渴者，非此不能除。

地榆

气微寒。味甘酸。苦而酸。气味俱厚，阴也。

本草云：主妇人乳产，七伤，带下，月水不止，血崩之疾，除恶血，止疼痛，肠风泄血。

《象》云：治小儿疳痢，性沉寒，入下焦，治热血痢。去芦。

《心》云：去下焦之血，肠风下血，及泻痢下血，须用之。

《珍》云：阳中微阴，治下部血。

紫草

气寒。味苦。无毒。

本草云：主心腹邪气，五疸，补中益气，利九窍，通水道，治腹肿胀满。去土用茸。

茜根

味苦，阴中微阳。

---

① 无毒：原脱，据东垣十书本补。

《珍》云：去诸死血。

《药性论》云：主治六极伤心肺，吐血泻血。

日华子云：止鼻洪，月经不止。

菊花

苦而甘寒。无毒。

《心》云：去翳膜，明目。

《珍》云：养目血。

《药性论》云：使，治身上诸风。

日华子云：治四肢游风，利血脉，心烦，胸膈壅闷。

葶苈

气大寒。味苦辛。无毒。

本草云：主癥瘕积聚结气，饮食寒热，破坚逐邪，通利水道，下膀胱水，伏留热气，及皮间邪水上出，面目浮肿，身暴中风热痱痒，利小便，久服令人虚。又云：疗肺壅上气咳嗽，定喘促，除胸中痰饮。

《液》云：苦、甜二味主治同，仲景用苦，余方或有用甜者，或有不言甜苦者，大抵苦则下泄，甜则少缓，量病虚实用之，不可不审。本草虽云治同，甜苦之味，安得不异？榆白皮为之使，恶僵蚕、石龙芮。仲景葶苈大枣泻肺汤用之。

王不留行

味苦。阳中之阴，甘平。无毒。

《珍》云：下乳引导用之。

《药性论》云：治风毒，通血脉。

日华子云：治游风风疹，妇人月经不匀。

通草

气平。味甘辛。阳也。无毒。灯草同。

《象》云：治阴窍不利，行小水，除水肿闭，治五淋。生用。

《珍》云：泻肺，利小便。甘平以缓阴血。

日华子云：明目退热，催生，下胞、下乳。

木通

气平。味甘。甘而淡，性平，味薄，阳也。无毒。

《象》云：主小便不利，导小肠热。去皮用。

《心》云：通经利窍。

本草云：除脾胃寒热，通利九窍、血脉、关节，令人不忘，散痈肿诸结不消，堕胎去虫。

瞿麦

气寒。味苦辛。阳中微阴也。

《象》云：主关格诸癃结，小便不通，治痈肿排脓，明目去翳，破胎下闭血，逐膀胱邪热。用穗。

《珍》云：利小便，为君主之用。

本草云：出刺，决痈肿，明目去翳，破胎堕子，下闭血，养肾气，逐膀胱邪逆，止霍乱，长毛发。

车前子

气寒。味甘咸。无毒。

《象》云：主气癃闭，利水道，通小便，除湿痹，肝中风热，冲目赤痛。

本草云：主气癃，止痛，利水道，通小便，除湿痹，男子伤中，女子淋沥，不欲食，养肺强阴益精，令人有子，明目，治目热赤痛，轻身耐老。

东垣云：能利小便而不走气，与茯苓[①]同功。

---

① 茯苓：四库本作"猪苓"。

石韦

此一条与《本经》无一字同，恐别是一物，有误，姑存之。名远墨子、血见愁、鹿经草也。

《时习》云：今一种作青苔帝，名蚁子槐，作血见愁。又隰州鼓角楼上一种，名血见愁，俱能破瘀血。《时习》补：或人言紫花似[1]旋风草，但花不白。又有一种花黄叶似槐，结角如绿豆，俗呼夹竹梅。

《局方本草》：石韦味苦甘平，无毒，主劳热邪气，五癃闭不通，利小便水道，止烦下气，通膀胱满，补五劳，安五脏，去恶风，益精气。

《药性论》云：使，治劳及五淋，胞囊结热不通，膀胱热满。

日华子云：治淋遗溺，杏仁为之使，得菖蒲良。生华阴，又有生古瓦屋上者名瓦韦，用治淋亦佳。

白附子

阳，微温。

《珍》云：主血痹，行药势。

本草云：主心痛血痹，面上百病，行药势。

胡芦巴

苦，纯阴。

《珍》云：治元气虚冷，及肾虚冷。

本草云：得槐香子、桃仁治膀胱[2]甚效，腹胁胀满，面色青黑，此肾虚证也。

马兜铃

苦，阴中微阳。味苦寒。无毒。

---

① 似：东垣十书本作"如"。

② 膀胱：东垣十书本此二字下作"气"字。

《珍》云：去肺热，安肺气，补肺。

本草云：主咳嗽痰结。

《药性论》云：平。能主肺气上急，坐息不得，主咳逆连连不止。

日华子云：治痔瘘疮，以药瓶中烧熏病处。入药炙用，是土青木香独行根子也。

《圣惠方》：治五肿蛊毒。

《图经》云：辛①，名土青木香。实，主肺病；根，治气下膈，止刺痛。

白及

苦甘。阳中之阴。味辛苦平，微寒。无毒。

《珍》云：止肺涩，白蔹治证同。

本草云：主痈肿恶疮，败疽②伤阴死肌，胃中邪气，贼风鬼击，痱缓不收，白癣疥虫。

《药性论》云：使，治热结不消，主阴下痿，治面上䵟疱。

天南星

味苦辛。有毒。

《珍》云：治同半夏。

陈藏器云：主金疮伤折瘀血，取根捣敷伤处。

日华子云：味辛烈，治扑损瘀血，主蛇虫咬，敷疥癣毒疮。

郁金

味辛苦。纯阴。

《珍》云：凉心。

《局方本草》：郁金味辛苦，寒，无毒。主血损下气，生肌

---

① 辛：东垣十书本和四库本作"亦"。

② 疽：原脱，诸本同，据《证类本草》卷十一补。

止血，破恶血、血淋、尿血、金疮。

《药性论》云：单用亦可，治妇人宿血结聚，温醋磨服。

《经验方》云：尿血不定，葱白相和煎服，效。

本草云：生蜀者佳，胡①人谓之马莲，亦啖马药用。治胀痛，破血而补。

佛耳草

气热。味酸。

《象》云：治寒嗽及痰，除肺中寒，大升肺气，少用。款冬花为使，过食损目。

蛇床

味苦辛，甘平，无毒。

本草云：主妇人阴中肿痛，男子阴痿湿痒，除痹气，利关节，癫痫恶疮，温中下气，令妇人子脏热，男子阴强，久服轻身好颜色，令人有子。一名蛇粟、蛇米，五月采阴干，恶牡丹、巴豆、贝母。

---

① 胡：四库本作"北"。

卷　下

木　部

桂_{桂心、肉桂、桂枝附}

気热^①。味甘辛。有小毒。

入手少阴经。

桂枝入足太阳经。

本草云：主温中，利肝肺气，心腹寒热冷疾，霍乱转筋，头痛腰痛，出汗，止烦止唾，咳嗽鼻衄，能堕胎，坚骨节，通血脉，理疏不足，宣导百药，无所畏，久服神仙不老。生桂阳，二月、八月、十月采皮，阴干。有菌桂、牡桂、木桂、筒桂、肉桂、板桂、桂心、官桂之类，用者罕有分别。《衍义》所言，不知何缘而得官之名，予考本草有出观、宾、宜、韶、钦诸州者佳，世人以笔书多而懒书之，故只作官也，如写黄蘗作黄柏，薑作姜同意。菌桂生交趾山谷，牡桂生南海山谷，木桂生桂阳。从岭至海尽有桂树，惟柳州、象州最多。本草所说菌桂、牡桂、板桂，厚薄不同。大抵细薄者为枝为嫩，厚脂者为肉为

---

① 热：东垣十书本作"温"。

老，处其身者为中也，不必色黄为桂心，但不用皮与里，止用其身中者为桂心，不经水而味薄者亦名柳桂，易老用此以治虚人，使不生热也。《衍义》谓桂大热，《素问》谓辛甘发散为阳，故张仲景桂枝汤治伤寒表虚，皆须此药，是专用辛甘之意也。又云：疗寒以热，故知三种之桂，不取菌桂、牡桂者，盖此二种性止温而已，不可以治风寒之病。独有一字桂，《本经》谓甘辛大热，正合①《素问》辛甘发散为阳之说，尤知菌桂、牡桂不及也。然《本经》止言桂，而仲景又言桂枝者，盖亦取枝上皮也。其本身粗厚处亦不中用，诸家之说，但各执一己见，终无证据。今又谓之官桂，不知何缘而立名？虑后世以为别物，故于此书之。又有桂心，此则诸桂之心，不若一字桂也。《别说》交广商人所贩者，及医家见用，惟陈藏器之说最是。然筒桂厚实，气味厚重者，宜入治脏及下焦药，轻薄者宜入治眼目发散药。《本经》以菌桂养精神，以牡桂利关节，仲景伤寒发汗用桂枝。桂枝者，桂条也，非身干也，取其轻薄而能发散。一种柳桂，乃小嫩枝条也，尤宜入上焦药。仲景汤液用桂枝发表，用肉桂补肾，本乎天者亲上，本乎地者亲下，理之自然，性分之所不可移也。一有差易，为效弥远。岁月既久，习以成弊，宜后世之不及古也。桂心通神不可言之，至于诸桂数等，皆大小老壮之不同。观作官也。本草所言有小毒，或云久服神仙不老，虽云小毒②，亦从类化，与黄芩、黄连为使，小毒何施；与乌、附为使，止是全得热性；若与有毒者同用，则小毒既去，大毒转甚；与人参、麦门冬、甘草同用，能调中益气，则可久服。可知此

---

① 合：四库本作"谓"。

② 或云久服神仙不老，虽云小毒：此二句原无，据东垣十书本和四库本补。

药能护荣气而实卫气，则在足太阳经也。桂心入心，则在手少阴也。若指荣字立说止是血药，故经言通血脉也。若与巴豆、硇砂、干漆、穿山甲、水蛭、虻虫如此有毒之类同用，则小毒化为大毒，其类化可知矣。汤液发汗用桂枝，补肾用肉桂，小柴胡止云加桂何也？《药象》谓：肉桂大辛，补下焦热火不足，治沉寒痼冷，及治表虚自汗，春夏二时为禁药。

《珍》云：秋冬治下部腹痛，非桂不能止也。

《心》云：桂枝气味俱轻，故能上行发散于表。内寒则肉桂，补阳则柳桂。桂辛热散经寒，引导阳气。若正气虚者以辛润之，散寒邪，治奔豚。

柏子仁

气平。味甘辛。无毒。

本草云：主安五脏，除风湿痹，益气血，能长生，令人润泽，美颜色，耳目聪明，用之则润，肾之药也。

《药性论》云：柏子仁君，恶菊花，畏羊蹄草。能治腰肾中冷，膀胱冷脓宿水，兴阳道，益寿，去头风，治百邪鬼魅，主小儿惊痫。柏子仁，古方十精丸用之。

侧柏叶

气微温。味苦。无毒。

本草云：主吐血，衄血及痢血，崩中赤白，轻身益气，令人耐寒暑。

《药性论》云：侧柏叶苦辛性涩，治冷风历节疼痛，止尿血。与酒相宜。

柏皮

本草黑字，柏白皮，主火灼烂疮，长毛发。

槐实

味苦酸咸，寒。无毒。

《珍》云：与桃仁治证同。

《药性论》云：臣，治大热难产。皮煮汁，治[1]淋，阴囊坠肿，气瘤。又：槐白皮治口齿风疳。

日华子云：槐子治丈夫、女人阴疮湿痒，催生吞七粒。皮治中风，皮肤不仁，喉痹，洗五痔，产门痒痛，及汤火疮，煎膏止痛，长肉，消痈肿。

《别录》云：八月断槐大枝，使生嫩蘖，煮汁酿酒，疗大风痿痹甚效[2]。槐耳主五痔心痛，女人阴中疮痛，景天为之使。槐花味苦，无毒，治五痔心痛眼赤，杀腹脏虫及热，治皮肤风，肠风泻血，赤白痢。槐胶主一切风，化痰，治肝脏风，筋脉抽掣，急风口噤，四肢不收，顽痹或毒风，周身如虫行，或破伤风，口眼偏斜，腰膝强硬。槐叶平，无毒，煎汤洗小儿惊疳[3]壮热，疥癣丁疮。皮茎同用良。

槐花

苦，薄阴也。

《珍》云：凉大肠热。

蔓荆子

气清。味辛温苦甘。阳中之阴。太阳经药。

《象》云：治太阳经头痛，头昏闷，除目暗，散风邪药。胃虚人勿服，恐生痰疾。拣净，杵碎用。

《珍》云：凉诸经血，止头痛，主目睛内痛。

---

① 治：此字原脱，据四库本补。

② 效：东垣十书本作"妙"。

③ 疳：四库本作"痈"。

本草云：恶乌头、石膏。

大腹子

气微温。味辛，无毒。

本草云：主冷热气攻心腹，大肠壅毒，痰膈醋心，并以姜、盐同煎。《时习》谓：是气药也。

孙真人云：先酒洗，后大豆汁洗。仲景用。

日华子云：下一切气，止霍乱。通大小肠，健脾开胃，调中。

酸枣

气平。味酸。无毒。

本草云：主心腹寒热，邪结气聚，四肢酸疼，湿痹，烦心不得眠，脐上下痛，血转久泄，虚汗烦渴，补中，益肝气，坚筋骨，助阴气，令人肥健。久服安五脏，轻身延年。

胡洽治振悸不得眠，人参、白术、白茯苓、甘草、生姜、酸枣仁六物煮服。

《圣惠方》：胆虚不眠，寒也。酸枣仁炒香，竹叶汤调服。

《济众方》：胆实多睡，热也。酸枣仁生用末，茶姜汁调服。

胡椒

气温。味辛。无毒。

本草云：主下气温中，去痰，除脏腑中风冷。向阳者为胡椒，向阴者为荜澄茄。胡椒多服损肺，味辛辣，力大于汉椒。

《衍义》云：去胃中寒痰吐水，食已即吐，甚验。过剂则走气，大肠寒滑亦用，须各以他药佐之。

川椒

气热温。味大辛。辛温大热，有毒。

《象》云：主邪气温中，除寒痹，坚齿发，明目，利五脏。须炒去汗。

《心》云：去汗。辛热，以润心寒。

本草云：主邪气咳逆，温中，逐骨节皮肤死肌，寒湿痹痛，下气，除六腑寒冷，伤寒温疟，大风汗不出，心腹留饮宿食，肠澼下痢，泄精，女子字乳余疾，散风邪瘕结，水肿黄疸，鬼疰蛊毒，耐寒暑，开腠理。闭口者杀人，恶瓜蒌、防葵，畏雌黄。

吴茱萸

气热。味辛苦。气味俱厚，阳中阴也。

辛温大热。有小毒。

入足太阴经、少阴经、厥阴经。

《象》云：食则令人口开目瞪，寒邪所隔，气不得上下，此病不已，令人寒中，腹满膨胀，下利寒气，诸药不可代也。洗去苦味，日干，杵碎用。

《心》云：去胸中逆气，不宜多用，辛热恐损元气。

《珍》云：温中下气，温胃。

本草云：主温中下气止痛，咳逆寒热，除湿血痹，逐风邪，开腠理，去痰冷，腹内绞痛，诸冷实不消，中恶心腹痛逆气，利五脏。入足太阴、少阴、厥阴，震坤合见，其色绿。

仲景云：吴茱萸汤、当归四逆汤、大温脾汤及脾胃药，皆用此也。

《衍义》云：此物下气最速，肠虚人服之愈甚。蓼实为之使，恶丹参、硝石、白垩，畏紫石英。

山茱萸

气平微温。味酸。无毒。

入足厥阴经、少阴经。

本草云：主温中，逐寒湿痹，强阴益精，通九窍，止小便，入足少阴、厥阴。

《圣济经》云：滑则气脱，涩剂所以收之。山茱萸之涩以收其滑，仲景八味丸用为君主，如何^①涩剂以通九窍。

雷公云：用之去核。一斤取肉四两，缓火熬用，能壮元气秘精。核能滑精，故去之。

《珍》云：温肝。

《本经》云：止小便利。以其味酸，可^②观八味丸用为君主，其性味可知矣。

《药性论》亦云：补肾添精。

日华子亦云：暖腰膝，助水脏也。

益智

气热。味大辛。辛温，无毒。

主君相二火，手足太阴经。

足少阴经。

本是脾经药。

《象》云：治脾胃中受寒邪，和中益气，治多唾，当于补中药内兼用之，勿多服。去皮用。

本草云：主遗精虚漏，小便遗沥，益气安神，补不足，安三焦，调诸气。夜多小便者，取二十四枚，碎之，入盐同煎服，有神效。

《液》云：主君相二火，手足太阴、足少阴，本是脾药。在集香丸则入肺，在四君子汤则入脾，在大凤髓丹则入肾。脾肺肾，互有子母相关。

---

① 如何：四库本作"知是"。

② 可：东垣十书本和四库本作"也"。

厚朴

气温。味辛。阳中之阴。苦而辛。无毒。

《象》云：能治腹胀，若虚弱，虽腹胀皆 [①] 斟酌用之。寒胀是大热药中兼用。结者散之神药，误用脱人元气，切禁之。紫色者佳，去皮，姜汁制，微炒。

《珍》云：去腹胀，厚肠胃。

《心》云：味厚阴也，专去腹胀满，去邪气。

本草云：主中风伤寒头痛，寒热，惊悸，气血痹，死肌，去三虫，温中益气，消痰下气，疗霍乱及腹痛胀满，胃中冷逆，胸中呕不止，泄痢，淋露，除惊，去留热，心烦满，厚肠胃。

《本经》云：治中风伤寒头痛，温中益气，消痰下气，厚肠胃，去腹胀满，果泄气乎？果益气乎？若与枳实、大黄同用，则能泄实满，《本经》谓消痰下气者是也；若与橘皮、苍术同用，则能除湿满，《本经》谓温中益气者是也。与解利药同用，则治伤寒头痛；与痢药同用，则厚肠胃。大抵苦温，用苦则泄，用温则补。

《衍义》云：平胃散中用之最调中，至今盛行，既能温脾胃，又能走冷气。

海藏云：加减随证，如五积散治疗同。

本草又云：干姜为使，恶泽泻、寒水石、硝石。

丁香

气温。味辛。纯阳。无毒。

入手太阴经。

足阳明经、少阴经。

---

① 皆：东垣十书本和四库本作"宜"。

《象》云：温脾胃，止霍乱，消痃癖，气胀反胃，腹内冷痛，壮阳暖腰膝，杀酒毒。

《珍》云：去胃中之寒。

本草云：主温脾胃，止霍乱，壅胀，风毒诸肿，牙齿疳䘌，能发诸香，能疗反胃，肾气奔豚气阴痛，壮阳暖腰膝，消痃癖，除冷劳。

《液》云：与五味子、广茂同用，亦治奔豚之气，能泄肺，能补胃，大能疗肾。

沉香

气微温。阳也。

本草云：治风水毒肿，去恶气，能调中壮阳，暖腰膝，破癥癖冷风麻痹，骨节不任湿风，皮肤痒，心腹痛，气痢，止转筋吐泻。

东垣云：能养诸气上而至天，下而至泉。用为使，最相宜。

《珍》云：补右命门。

乳香

苦，阳。

《珍》云：定诸经之痛。

藿香

气微温。味甘辛。阳也，甘苦纯阳。无毒。

入手足太阴经。

《象》云：治风水，去恶气，治脾胃吐逆，霍乱心痛。去枝梗，用叶。

《心》云：芳馨之气，助脾开胃，止呕。

《珍》云：补卫气，益胃进食。

本草云：主脾胃呕逆，疗风水毒肿，去恶气，疗霍乱心痛，温中快气。治①口臭，上焦壅，煎汤漱口。入手足太阴，入顺气乌药则补肺，入黄芪四君子汤则补脾。

檀香

气温。味辛热。无毒。

入手太阴经。

足少阴经。

通行阳明经药。

本草云：主心腹痛，霍乱，中恶鬼气，杀虫。又云：治肾气诸痛，腹痛，消热肿。

东垣云：能调气而清香，引芳香之物上行至极高之分，最宜橙橘之属，佐以姜、枣，将以葛根、豆蔻、缩砂、益智通行阳明之经，在胸膈之上，处咽嗌之中，同为理气之药。

《珍》云：主心腹霍乱中恶，引胃气上升进食。

苏合香

味甘温。无毒。

本草云：主辟恶，杀鬼精物，温疟，蛊毒，痫痓，去三虫，除邪，令人无梦魇，久服通神明，轻身长年。生中台川谷。

禹锡云：按《梁书》云，中天竺国出苏合香，是诸香汁煎之，非自然一物也。

槟榔

气温。味辛苦。味厚气轻，阴中阳也。纯阳，无毒。

《象》云：治后重如神，性如铁石之沉重，能坠诸药至于下极。杵细用。

《心》云：苦以破滞，辛以散邪，专破滞气下行。

---

① 治：原作"酒"，据东垣十书本和四库本改。

《珍》云：破滞气，泄胸中至高之气。

本草云：主消谷逐水，除痰癖，下三虫，去伏尸，疗寸白虫。

栀子

气寒。味微苦。味苦，性大寒。味薄，阴中阳也。无毒。

入手太阴经。

《象》云：治心烦懊𢙱而不得眠，心神颠倒欲绝，血滞小便不利。杵细用。

《心》云：去心中客热，除烦躁，与豉同用。

《珍》云：止渴，去心懊𢙱烦躁。

本草云：主五内邪气，胃中热气，面赤酒疱皶鼻，白癞赤癞疮疡，疗目热赤痛，胸心大小肠大热，心中烦闷，胃中热气。

仲景用栀子治烦，胸为至高之分也，故易老云：轻浮而象肺也，色赤而象火，故能泻肺中之火。本草不言吐，仲景用此为吐药，栀子本非吐药，为邪气在上拒而不下[①]，故令上吐，邪因得以出。经曰：其高者因而越之，此之谓也。或用栀子利小便，实非利小便，清肺也，肺气清而化，膀胱为津液之府，小便得此气化而出也。《本经》谓治大小肠热，辛与庚合，又与丙合，又能泄戊，其先入中州故也。入手太阴，栀子豉汤治烦躁，烦者气也，躁者血也，气主肺，血主肾，故用栀子以治肺烦，用香豉以治肾躁。躁者，懊𢙱不得眠也。少气虚满者，加甘草；若呕哕者，加生姜、橘皮；下后腹满而烦，栀子厚朴枳实汤；下后身热微烦，栀子甘草干姜汤。栀子大而长者，染色，不堪入药。皮薄而圆，七棱至九棱者，名山栀子，所谓越桃者是也。

----

① 下：东垣十书本和四库本作"纳"。

《衍义》云：仲景治伤寒发汗吐下后，虚烦不得眠，若剧者必反覆颠倒，心中懊憹，以栀子豉汤治虚烦。故不用大黄，以有寒毒故也。栀子虽寒无毒，治胃中热气，既亡血、亡津液，脏腑无润养，内生虚热，非此不可除。又治心经留热，小便赤涩，去皮，山栀子火煨，大黄、连翘、甘草炙等份，末之，水煎三钱匕，服之无不效。

仲景《伤寒论》及古今诸名医，治发黄皆用栀子、茵陈、香豉、甘草四物等份，作汤饮之。又治大病起劳复，皆用栀子鼠矢等汤，并利小便而愈。其方极多，不可悉载。用仁，去心胸中热；用皮，去肌表热。

黄柏

气寒。味苦。苦厚微辛。阴中之阳，降也。无毒。

足[①] 太阳经引经药。

足少阴经之剂。

《象》云：治肾水膀胱不足，诸痿厥，脚膝无力。于黄芪汤中少加用之，使两膝中气力涌出，痿即去矣。蜜炒此一味，为细末，治口疮如神。瘫痪必用之药。

《珍》云：泻膀胱之热，利下窍。

《心》云：太阳经引经药，泻膀胱经火，补本经及肾不足，苦寒安蛔，疗下焦虚，坚肾。经曰：苦以坚之。

本草云：主五脏肠胃中结热，黄疸，肠痔，止泄痢，女子漏下赤白，阴伤蚀疮，疗惊气，在皮间肌肤热赤起，目热赤痛，口疮，久服通神。

《液》云：足少阴剂。肾苦燥，故肾停湿也。栀子、黄芩入

---

① 足：东垣十书本作"入"。

肺，黄连入心，黄柏入肾，燥湿所归，各从其类也。《活人书》解毒汤，上下内外通治之。恶干漆。

枳实

气寒。味苦酸咸。纯阴。无毒。

《象》云：除寒热，破结实，消痰癖，治心下痞，逆气胁痛。麸炒用。

《心》云：洁古用去脾经积血，故能去心下痞。脾无积血，则心下不痞。治心下痞，散气，消宿食。苦寒炙用，破水积，以泄里除气。

《珍》云：去胃中湿。

本草云：主大风在皮肤中如麻豆苦痒，除寒热结，止痢，长肌肉，利五脏，益气轻身，除胸胁痰癖，逐停水，破结实，消胀满，心下急痞痛，逆气胁风痛，安胃气，止溏泄，明目。生河内川泽，商州者佳。益气则佐之以人参、干姜、白术，破气则佐之以大黄、牵牛、芒硝，此《本经》所以言益气而复言消痞也。非白术不能去湿，非枳实不能除痞。壳主高而实主下，高者主气，下者主血，主气者在胸膈，主血者在心腹。仲景治心下坚大如盘，水饮所作，枳实白术汤主之。枳实七枚，术三两，水一斗，煎取三升，分三服，腹中软即消。

《衍义》云：枳壳、枳实，一物也，小则性酷而速，大则性详而缓，故仲景治伤寒仓卒之病，承气汤中用枳实，此其意也。皆取其疏通决泄、破结实之义，他方但导败风壅之气，可常服者，故用枳壳。故胸中痞有桔梗枳壳汤，心下痞有枳实白术汤，高低之分，易老详定为的也。

枳壳

气寒。味苦。苦而酸，微寒。味薄气厚，阳也。阴中微阳。

无毒。

《象》云：治脾胃痞塞，泄肺气。麸炒用。

《心》云：利胸中气，胜湿化痰，勿多用，损胸中至高之气。

《珍》云：破气。

本草云：主风痒麻痹，通利关节，劳气咳嗽，背膊闷倦，散留结，胸膈痰滞，逐水，消胀满，大肠风，安胃，止风痛。

《药性论》云：枳壳使，味苦辛，治遍身风疹，肌中如麻豆恶痒。壳，高，主皮毛胸膈之病；实，低，主心胃之病，其主治大同小异。

牡丹皮

气寒。味苦辛。阴中微阳，辛苦微寒。无毒。

手厥阴经。

足少阴经。

《象》云：治肠胃积血，及衄血吐血，必用之药。

《珍》云：凉骨蒸。

本草云：主寒热中风，瘛疭，痉①，惊痫邪气，除癥坚，瘀血留舍肠胃，安五脏，疗痈疮，除时气头痛，客热五劳之气，腰痛，风噤癫疾。

易老云：治神志不足，神不足者手少②阴，志不足者足少阴，故仲景八味丸用之。牡丹乃天地之精，群花之首。叶为阳发生，花为阴成实，丹为赤即火，故能泻阴中之火。牡丹皮，手厥阴、足少阴，治无汗骨蒸；地骨皮，足少阴、手少阳，治有汗骨蒸也。

---

① 痉：东垣十书本作"痓"，下同。

② 少：四库本作"厥"。

地骨皮

气寒。味苦。阴也。大寒。无毒。

足少阴经。

手少阳经。

《象》云：解骨蒸肌热，主风湿痹，消渴，坚筋骨。去骨，用根皮。

《心》云：去肌热及骨中之热。

《珍》云：凉血凉骨。

本草云：主五内邪气，热中消渴，周痹风湿，下胸胁气，客热头痛，补内伤大劳嘘吸，坚筋骨，强阴，利大小肠。

《药性论》云：根皮细剉，面拌，熟煮吞之。主肾家①风，益精气。

《衍义》云：枸杞当用梗皮，地骨当用根皮，枸杞子当用其红实。实微寒，皮寒，根大寒。

猪苓

气平。味甘苦、甘寒。甘苦而淡，甘重于苦，阳也。无毒。

入足太阳经、少阴经。

《象》云：除湿，比②诸淡渗药大燥，亡津液，无湿证勿服。去皮用。

《心》云：苦以泄滞，甘以助阳，淡以利窍，故能除湿利小便。

《珍》云：利小便。

本草云：主痎疟，解毒蛊疰不祥，利水道，能疗妊娠淋。又治从脚上至腹肿，小便不利。仲景少阴渴者，猪苓汤。入足

---

① 家：四库本作"消"。

② 比：原作"此"，据东垣十书本和四库本改。

太阳、少阴。

《衍义》云：行水之功多，久服必损肾气，昏人目，果欲久服者，更①宜详审。

茯苓

气平。味淡。味甘而淡，阳也。无毒。

白者入手太阴经、足太阳经、少阳经。

赤者入足太阴经、手太阳经、少阴经。

《象》云：止渴，利小便，除湿益燥，和中益气，利腰脐间血为主，治小便不通，溺黄或②赤而不利。如小便利或数服之，则大损人目；如汗多人服之，损真气，夭人寿。医云赤泻白补，上古无此说。去皮用。

《心》云：淡能利窍，甘以助阳，除湿之圣药也。味甘平补阳，益脾逐水。湿淫所胜，小便不利，淡味渗泄，阳也。治水缓脾，生津③导气。

《珍》云：甘，纯阳，渗泄止渴。

本草云：主胸胁逆气，忧恚惊邪恐悸，心下结痛，寒热烦满，咳逆，口焦舌干，利小便，止消渴，好唾，大腹淋沥，消膈中痰水、水肿、淋结，开胸腑，调脏气，伐肾邪，长阴，益气力，保神守中。

《液》云：入足少阴、手足太阳。色白者入辛壬癸，赤者入丙丁。伐肾邪，小便多能止之，小便涩能利之，与车前子相似，虽利小便而不走气。酒浸，与光明朱砂同用，能秘真。味甘平，如何是利小便？

---

① 更：原作"便"，据东垣十书本和四库本改。

② 或：东垣十书本作"而"。

③ 津：东垣十书本作"精"。

茯神

阳也。味甘。无毒。

《珍》云：治风眩心虚，非此不能安。

《药性论》云：君，主惊痫，安神定志，补虚乏[①]，主心下急痛坚满，人虚而小便不利者。

乌药

气温。味辛。无毒。

入足阳明经、少阴经。

本草云：主中恶心腹痛，蛊毒疰忤鬼气，宿食不消，天行疫瘴，膀胱肾间冷气攻冲背膂，妇人血气，小儿腹中诸虫。又云：去猫涎极妙。乌药叶及根，嫩时采，作茶片炙碾煎服，能补中益气，偏止小便滑数。

干漆

气温平。味辛。无毒。有毒。

本草云：主绝伤，补中，续筋骨，填髓脑，安五脏，治五缓六急，风寒湿痹，疗咳嗽，消瘀血痞结，腰痛，女子疝瘕，利小肠，去蛔虫。生漆去长虫。半夏为之使，畏鸡子，忌油脂。

皂荚

气温。味辛咸。有小毒。

引入厥阴经药。

本草云：主风痹死肌邪气，风头泪出，利九窍，疗腹胀满，消谷，除咳嗽，治囊缩，妇人胞不落，明目益精，可为沐药，不入汤。

日华子云：通关节，除头风，消痰，杀劳虫，治骨蒸，开

---

① 乏：原作"之"，据东垣十书本四库本改。

胃，破坚癥，腹中痛，能堕胎。柏实为之使，恶麦门冬，畏空青、人参、苦参。

仲景治咳逆上气，唾浊，但坐不得卧，皂荚丸主之。杵末一物，蜜丸桐子大，用枣汤服一丸，日三夜一。

《活人书》：治阴毒。正阳散内用皂荚，引入厥阴也。用之有蜜炙、酥炙、烧灰之异，等份依方。

竹叶

气平。味辛又苦，大寒。辛平，无毒。

本草云：主咳逆上气，溢筋急，恶疡，杀小虫，除烦热风痉，喉痹呕吐。仲景竹叶汤用淡竹叶。

《心》云：除烦热，缓皮而益气。

《珍》云：阴中微阳，凉心经。

竹茹

气微寒。味苦。

本草云：主呕哕，温气寒热，吐血崩中，溢筋。

淡竹叶

气寒。味辛平。

本草云：主胸中痰热，咳逆上气。

《药性论》云：淡竹叶主吐血，热毒风，压丹石药毒，止渴。

日华子云：淡竹及根，消痰，治热狂烦闷，中风失音不语，壮热头痛头风，并怀孕妇人头旋倒地，止惊悸，温疫速①闷，小儿惊痫天吊。茎叶同用。见《局方本草》，今录附于此。

茗苦茶

气微寒。味苦甘。无毒。

---

① 速：四库本作"迷"。

入手足厥阴经。

《液》云：腊茶是也。清头目，利小便，消热渴，下气消食，令人少睡，中风昏愦多睡不醒宜用此。入手足厥阴。茗苦茶，苦甘微寒，无毒，主瘘疮，利小便，去痰热渴，治阴证汤药内用此。去格拒之寒，及治伏阳，大意相似。茶苦，经云：苦以泄之，其体下行，如何是清头目？

秦皮

气寒。味苦。无毒。

《液》云：主热利下重，下焦虚，经云：以苦坚之。故用白头翁、黄柏、秦皮苦之剂也。治风寒湿痹，目中青翳白膜，男子少精，妇人带下，小儿惊痫，宜作汤洗目。俗呼为白梣木，取皮渍水，浸出青蓝色，与紫草同用，以增光晕尤佳。大戟为之使，恶吴茱萸。

桑白皮

气寒。味苦酸。甘而辛。甘厚辛薄。无毒。

入手太阴经。

《象》云：主伤中五劳羸瘦，补虚益气，除肺气，止唾血热渴，消水肿，利水道。

《心》云：甘以固元气，辛以泻肺气之有余。

本草云：治伤中五劳六极羸瘦，崩中脉绝，补虚益气，去肺中水气，唾血热渴，水肿，腹满胪胀，利水道，去寸白，可缝金疮。出土者杀人。续断、麻子、桂心为之使，忌铁铅。

梓白皮

气寒。味苦。无毒。

本草云：主热，去三虫，治目中疾。生河内山谷，今近道皆有之，木似梧桐。

紫葳 即凌霄花

气微寒。味酸。无毒。

本草云：主妇人产乳余疾，崩中，癥瘕血闭，寒热羸瘦，养胎。茎叶味苦，无毒，主痿蹶，益气。

日华子云：根治热风身痒，游风风疹，治瘀血带下。花、叶功用同。又云：凌霄花治酒齄[①]，热毒风刺，妇人血膈游风，崩中带下。

《衍义》云：木也，紫葳花是也。畏卤咸。

诃黎勒

气温。味苦。苦而酸，性平。味厚，阴也，降也。苦重酸轻。无毒。

《象》云：主腹胀满，不下饮食，消痰下气，通利津液，破胸膈结气，治久痢赤白肠风。去核，捣细用。

《心》云：经曰：肺苦气上逆，急食苦以泄之，以酸补之。苦重泻气，酸轻不能补肺，故嗽药中不用。俗名诃子、随风子。

本草云：主冷气，心腹满，下食。仲景治气痢，以诃黎勒十枚，面裹塘灰火中煨之，令面黄熟，去核，细研为末，和粥饮顿服。

《衍义》云：气虚人亦宜缓缓煨熟少服。此物能涩肠而又泄气，盖其味苦涩故尔。其子未熟时，风飘堕者，谓之随风子。

杜仲

味辛甘平温。无毒。阳也，降也。

本草云：主腰脊痛，补中益精气，坚筋骨，强志，除阴下湿痒，小便余沥，脚中酸疼，不欲践地，久服轻身耐老。恶蛇

---

① 齄：诸本同，当改为"齇"。

蜕皮、玄参。

日华子云：暖，治肾劳，腰脊挛，入药炙用。

琥珀

气平。味甘。阳也。

《珍》云：利小便，清肺。

本草云：安五脏，定魂魄，消瘀血，通五淋。杵细用。

《药性论》云：君，治产后血疹痛。

日华子云：疗蛊毒，壮心，明目磨翳，止心痛，癫邪，破癥结。

郁李仁

味苦辛。阴中之阳。辛苦阴也。

《珍》云：破血润燥。

本草云：郁李根主齿龂肿，龋齿坚齿，去白虫。

《药性论》云：根治齿痛，宣①结气，破积聚。

日华子云：根凉，无毒。治小儿发热，作汤浴。风蚛牙，浓煎含之。

巴豆

气温。味辛。生温熟寒。有大毒。

本草云：主伤寒温疟寒热，破癥瘕结聚，坚积留饮，痰癖，大腹水胀，荡涤五脏六腑，开通闭塞，利水谷道，去恶肉，除鬼毒蛊疰邪物，杀虫鱼，疗女子月闭烂胎，金疮脓血不利，丈夫阴癫，杀斑猫毒，健脾开胃。

易老云：斩关夺门之将，大宜详悉，不可轻用。

雷公云：得火则良。若急治为水谷道路之剂，去皮、心、

———————

① 宣：东垣十书本作"宜"。

膜、油，生用；若缓治为消坚磨积之剂，炒烟去令紫黑，研用。可以通肠，可以止泄，世所不知也。仲景治百病客忤，备急丸主之，巴豆杏仁例及加减寒热佐使五色并余例，并见《元戎》。

《珍》云：去胃中寒湿。

芫花

气温。味辛苦。有小毒。

本草云：主咳逆上气，喉鸣喘急，咽肿短气，蛊毒鬼疟，痈肿疝瘕[①]，杀虫鱼，消胸中痰水，喜_{去声}唾水肿。五水在五脏皮肤，及腰痛，下寒毒，肉毒，久服令人虚。仲景治太阳中风，胁下痛，呕逆者可攻，十枣汤主之。

《液》云：胡洽治痰癖、饮癖，加以大黄、甘草，五物同煎，以相反主之，欲其大吐也。治之大略：水者，肺肾胃三经所主，有五脏六腑十二经之部分，上而头，中而四肢，下而腰脐，外而皮毛，中而肌肉，内而筋骨。脉有尺寸之殊，浮沉之异，不可轻泻，当知病在何经何脏，误用则害深。然大意泄湿，内云五物者，即甘遂、大戟、芫花、大黄、甘草也。

苏木

气平。味甘咸。甘而酸辛，性平。

甘胜于酸辛。阳中之阴也。无毒。

本草云：主破血，产后血胀闷欲死者，排脓止痛，消痈肿瘀血，妇人月水不调，及血晕口噤。

《心》云：性平，甘胜于酸辛，去风与防风同用。

《珍》云：破死血。

川楝子

气寒。味苦平。有小毒。

---

① 瘕：东垣十书本作"癖"。

本草云：治伤寒大热烦躁，杀三虫疥疡，利小便。杵细用。

《珍》云：入心，主上下部腹痛。

金铃子

酸苦。阴中之阳。

《珍》云：心暴痛非此不能除，即川楝子也。

没药

味苦平。无毒。

本草云：主破血止痛，疗金疮、杖疮、诸恶疮，痔漏卒下血，目中翳，晕痛，肤赤。生波斯国，似安息香，其块大小不定，黑色。

梧桐泪

味咸。

《珍》云：瘰疬非此不能除。

本草云：味咸苦，大寒无毒。主大毒热，心腹烦满，水和服之，取吐。又主牛马急黄黑汗，水研三二两，灌之立瘥。

日华子云：治风蚛牙齿痛，杀火毒并面毒。

《海药》云：主风疳蜃，齿牙疼痛，骨槽风劳，能软一切物。多服令人吐也，又为金银焊药。

桑东南根

《时习》云：根暖，无毒。研汁，治小儿天吊惊痫客忤，及敷鹅口疮，大效。

果　　部

大枣

气温。味甘。气厚，阳也。无毒。

《珍》云：味甘，补经不足，以缓阴血。

《液》云：主养脾气，补津液强志。三年陈者核中仁，主腹痛，恶气，卒痊忤，治心悬。经云：助十二经脉，治心腹邪气，和百药，通九窍，补不足气。生者多食，令人腹胀，注泄；蒸熟食，补肠胃，肥中益气。中满者勿食甘，甘者令人中满，故大建中汤心下痞者，减饴枣，与甘草同例。

生枣

味甘辛。

多食令人多寒热，羸瘦者不可食。叶覆麻黄能令出汗。生河东平泽，杀乌头毒。

陈皮

气温。味微苦。辛而苦。味厚，阴也。无毒。

《象》云：能益气。加青皮，减半，去滞气，推陈致新。若补脾胃，不去白；若理胸中肺气，须去白。

《心》云：导胸中滞气，除客气。有白术则补脾胃，无白术则泻脾胃，然勿多用也。

《珍》云：益气利肺，有甘草则补肺，无甘草则泻肺。

本草云：主胸中痰热逆气，利水谷，下气，止呕咳，除膀胱留热停水，五淋，利小便，主脾不能消谷，气冲胸中，吐逆霍乱，止泻，去寸白虫，能除痰，解酒毒。海藏治酒毒，葛根陈皮茯苓甘草生姜汤，手太阴气逆上而不下，宜以此顺之。陈皮、白檀为之使，其芳香之气，清奇之味，可以夺橙也。

青皮

气温。味辛。苦而辛，性寒。气厚，阴也。

足厥阴经引经药。

又入手少阳经。

《象》云：主气滞消食，破积结膈气。去穰。

《心》云：厥阴经引经药也，有滞气则破滞气，无滞气则损真气。

《液》云：主气滞下食，破积结及膈气。或云与陈皮一种，青皮小而未成熟，成熟而大者橘也，色红故名红皮，日久者佳，故名陈皮。如枳实、枳壳一种，实小而青未穰，壳大而黄紫色已穰。故壳高而治胸膈，实低而治心下，与陈皮治高、青皮治低同意。又云：陈皮、青皮二种，枳实、枳壳亦有二种。

桃仁

气温。味苦甘，性平。苦重于甘，阴中阳也。无毒。

入手足厥阴经。

《象》云：治大便血结、血秘、血燥，通润大便。七宣丸中，专治血结破血。以汤浸去皮尖，研如泥用。

《心》云：苦以泄滞血，甘以生新血，故凝血须用。又去血中之热。

本草云：主瘀血血闭，癥瘕邪气，杀小虫，止咳逆上气，消心下坚，除卒暴击血，通月水，止痛破血，入手足厥阴。

《衍义》云：老人虚秘，与柏子仁、大麻仁、松子仁等份，同研镕，白蜡和丸如桐子大，以少黄丹汤下，仲景治中焦蓄血用之。

杏仁

气温。味甘苦，冷利。有小毒。

入手太阴经。

《象》云：除肺燥，治风燥在胸膈间，麸炒，去皮尖用。

《心》云：散结润燥，散肺之风及热，是以风热嗽者用之。

本草云：主咳逆上气，雷鸣喉痹，下气，产乳金疮，寒心，贲豚惊痫，心下烦热，风气往来，时行头痛，解肌，消心下急，杀狗毒，破气，入手太阴。王朝奉治伤寒气上喘冲逆者，麻黄汤内加杏仁、陈皮；若气不喘冲逆者，减杏仁、陈皮，知其能泻肺也。

东垣云：杏仁下喘，用治气也；桃仁疗狂，用治血也。桃杏仁俱治大便秘，当以气血分之。昼则难便行，阳气也，夜则难便，行阴血也。大肠虽属庚为白肠^①，以^②昼夜言之，气血不可不分也。年虚人大便燥秘不可过泄者，脉浮在气，杏仁、陈皮，脉沉在血，桃仁、陈皮。所以俱用陈皮者，以其手阳明病，与手太阴俱为表里也。贲门上主往来，魄门下主收闭，故王氏言肺与大肠为通道也。

乌梅

气平。味酸。酸温，阳也。无毒。

《象》云：主下气，除热烦满，安心调中，治痢止渴。以盐为白梅，亦入除痰药。去核用。

《心》云：收肺气。

本草云：主肢体痛，偏枯不仁，死肌，去青黑痣，恶疾，止下痢，好唾口干，去骨间热。又方：治一切恶疮肉出，以乌梅烧为灰，杵末敷上，恶肉立尽。仲景治吐蛔下利，乌梅丸。

木瓜

气温。味酸。

入手足太阴经。

本草云：治脚气湿痹，邪气霍乱，大吐下，转筋不止。益肺而去湿，和胃而滋脾。

---

① 肠：四库本此字无。

② 以：四库本此字前作"若"。

《衍义》云：木瓜得木之正，故入筋，以铅白霜涂之则失酸味，受金制也。此物入肝，故益筋与血，病腰肾脚膝无力，此物不可缺也。

东垣云：气脱则能收，气滞则能和。

雷公云：调荣卫，助谷气是也。

甘李根白皮

《时习》云：根皮大寒，主消渴，止心烦，气逆奔豚。仲景奔豚汤中用之。

菜　部

荆芥穗

气温。味辛苦。

本草云：辟邪毒，利血脉，通宣五脏不足气，能发汗，除劳渴。杵，和醋封毒肿。去枝梗，手搓[①]碎用，治产后血晕如神。动渴疾，多食熏五脏神，破结气。

生姜

气温。味辛。辛而甘，微温。气味俱轻，阳也。无毒。

《象》云：主伤寒头痛鼻塞，咳逆上气，止呕吐，治痰嗽。生与干同治。与半夏等份，治心下急痛，剪细用。

《心》云：能制半夏、厚朴之毒，发散风寒，益元气，大枣同用。辛温，与芍药同用，温经散寒，呕家之圣药也。辛以散之，呕为气不散也，此药能行阳而散气。

《珍》云：益脾胃，散风寒，久服去臭气，通神明。

---

① 搓：东垣十书本作"搓"。

孙真人云：为呕家之圣药。

或问：东垣曰生姜辛温入肺，如何是入胃口？曰：俗皆以心下为胃口者，非也。咽门之下受有形之物，系胃之系，便为胃口，与肺同处，故入肺而开胃口也。又问曰：人云夜间勿食生姜，食则令人闭气，何也？曰：生姜辛温主开发，夜则气本收敛，反食之，开发其气，则违天道，是以不宜食。此以平人论之可也，若有病则不然。姜屑比之干姜不热，比之生姜不润，以干生姜代干姜者，以其不僭故也。

本草云：秦椒为之使，杀半夏、莨菪[①]毒，恶黄芩、黄连、天鼠粪。

干姜

气热。味大辛。辛大热。味薄气厚，阳中之阳也。辛温，无毒。

《象》云：治沉寒痼冷，肾中无阳，脉气欲绝，黑附子为引，用水煎二物名姜附汤，亦治中焦有寒，水洗，慢火炮。

《心》云：发散寒邪，如多用则耗散元气。辛以散之，是壮火食气故也，须以生甘草缓之。辛热散里寒，散阴寒。肺寒与五味同用，治嗽，以胜寒蛔。正气虚者，散寒与人参同补药，温胃腹中寒，其平以[②]辛热。

《珍》云：寒淫所胜，以辛散之，经炮则味苦。

本草云：主胸满，咳逆上气，温中止血，出汗，逐风湿痹，肠澼下利，寒冷腹痛，中恶霍乱，胀满，风邪诸毒，皮肤间结气，止唾血。生者尤良，主胸满，温脾燥胃，所以理中，其实主气而泄脾。

易老云：干姜能补下焦，去寒，故四逆汤用之。干姜本味

---

① 莨菪：东垣十书本作"岩"。

② 以：四库本此字无。

辛，及见火候稍苦，故止而不移，所以能治里寒，非若附子行而不止也。理中汤用此者，以其四顺也。

或云：干姜味辛热，人言补脾，今言泄而不言补者，何也？东垣谓：泄之一字，非泄脾之正气也，是泄脾中寒湿之邪，故以姜辛热之剂燥之，故曰泄脾也。

薄荷

气温。味辛苦。辛凉。无毒。

手太阴经、厥阴经药。

《象》云：能发汗，通骨节，解劳乏，与薤相宜。新病瘥人勿多食，令虚汗出不止。去枝梗，搓碎用。

《心》云：上行之药。

陈士良云：能引诸药入荣卫，又主风气壅并。

葱白

气温。味辛。无毒。

入手太阴经。

足阳明经。

《液》云：以通上下之阳也。《活人书》：伤寒头痛如破，连须葱白汤主之。

《心》云：通阳气，辛而甘，气厚味薄，阳也，发散风邪。

本草云：葱实主明目，补中不足。其茎白平，可作汤，主伤寒寒热出汗，中风面目肿，伤寒骨肉痛，喉痹不通，安胎，归目①，除肝邪气，安中，利五脏，益目精，杀百药毒。葱根主伤寒头痛。葱汁平温，主溺血，解藜芦毒。

韭白

气温。味辛微酸。无毒。

---

① 目：四库本作"心"。

本草云：归心，安五脏，除胃中热，利病人，可久食。子，主梦泄精，溺白。根，养发，阴物变为阳。

薤白

气温。味苦辛。无毒。

入手阳明经。

本草云：主金疮疮败，轻身不饥，耐老，除寒热，去水气，温中散结，利病人。诸疮中风寒水肿，以此涂之。下重者，气滞也，四逆散加此，以泄气滞。

《心》云：治泄痢下重，下焦气滞，泄滞气。

瓜蒂

气寒。味苦。有毒。

本草云：治大水，身面四肢浮肿，下水，杀蛊毒，咳逆上气，及食诸果病在胸腹中者皆吐下之，去鼻中息肉，疗黄疸鼻中出黄水，除偏头疼有神，头目有湿宜此。瓜蒂苦以治胸中寒，与白虎同例，俱见知母条下。与麝香、细辛同为使。治久不闻香臭，仲景钤方：瓜蒂一十四个，丁香一个，黍米四十九粒，为末，含水噙①一字，取下。

冬葵子

气寒。味甘。无毒。

本草云：主五脏六腑寒热羸瘦，五癃，利小便，疗妇人乳难内闭，久服坚筋骨，长肌肉，轻身。

《衍义》云：性滑利，不益人。患痈疖毒热内攻未出脓者，水吞三五粒，遂作窍，脓出。

蜀葵花

冷，阴中之阳。

---

① 噙：原作"搐"，诸本同，据《本草纲目》卷三十三改。

《珍》云：赤者治赤带，白者治白带。赤治血燥，白治气燥。

香薷

味辛，微温。

本草云：主霍乱腹痛，吐下，散水肿。

炊单布

《液》云：仲景治坠马，及一切筋骨损方中用，《时习》补入。

米 谷 部

粳米

气微寒。味甘苦。甘平，无毒。

入手太阴经、少阴经。

《液》云：主益气，止烦、止渴、止泄。与熟鸡头相合作粥，食之可以益精强志，耳目聪明。本草诸家共言益脾胃，如何白虎汤用之入肺？以其阳明为胃之经，色为西方之白，故入肺也。然治阳明之经，即在胃也，色白，味甘寒，入手太阴。又少阴证桃花汤用此，甘以补正气；竹叶石膏汤用此，甘以益不足。

《衍义》云：平和五脏，补益胃气，其功莫逮。然稍生则复不益脾，过熟则佳。

赤小豆

气温。味辛甘酸。阴中之阳。无毒。

本草云：主下水排脓，寒热，热中消渴，止泄，利小便，吐逆，卒澼下胀满。又治水肿，通健脾胃，赤小豆食之，行小便。久食则虚人，令人黑瘦枯燥。赤小豆花治宿酒渴病，即腐婢也，花有腐气，故以名之。与葛花末服方寸匕，饮酒不知醉气味平辛，大豆黄卷是以生豆为蘖，待其芽出便曝干用，方书名黄卷[①]皮，产妇药中用之，性平。

黑大豆

气平。味甘。

本草云：涂痈肿。煮汁饮，杀鬼毒，止痛，解乌头毒，除胃中热痹，伤中淋露，逐水胀，下瘀血。久服令人身重。炒令黑，烟未断，热投酒中，治风痹瘫痪，口噤，产后诸风。食罢生服半掬，去心胸烦热，明目，镇心不忘。恶五参、龙胆，得前胡、乌喙、杏仁、牡蛎良。

大麦蘖

气温。味甘咸。无毒。

《象》云：补脾胃虚，宽肠胃。先杵细，炒黄，取面用。

本草云：能消化宿食，破癥结冷气，去心腹胀满，开胃止霍乱，除烦去痰，治产后秘结，臌胀不通。大麦蘖并神曲二药，气虚人宜服，以代戊己，腐熟水谷。与豆蔻、缩砂、木瓜、芍药、五味子、乌梅为之使。

小麦

气微寒。味甘。无毒。

本草云：除热，止燥渴咽干，利小便，养肝气，止漏血、唾血。青蒿散有小麦百粒，治大人、小儿骨蒸肌热，妇人劳热。

神曲

气暖。味甘。

入足阳明经。

《象》云：消食，治脾胃食不化。须于脾胃药中少加之，微

---

① 卷：原作"苓"，诸本同，据《证类本草》卷二十五改。

炒黄用。

《珍》云：益胃气。

本草云：疗脏腑中风气，调中下气，开胃消宿食，主霍乱心膈气，痰逆，除烦，破癥结及补虚，去冷气，除肠胃中塞，不下食，令人好颜色，落胎，下鬼胎，又能治小儿腹坚大如盘，胸中满，胎动不安，或腰痛抢心，下血不止。火炒以助天五之气，入足阳明。

酒

气大热。味苦甘辛。有毒。

本草云：主行药势，杀百邪恶毒气，能行诸经不止，与附子相同。味辛者能散，味苦者能下，味甘者居中而缓也，为导引，可以通行一身之表[①]，至极高之分。若味淡者，则利小便而速下。大海或凝，惟酒不冰。三人晨行遇大寒，一人食粥者病，一人腹空者死，一人饮酒者安，则知其大热也。

苦酒一名醋，一名醯

气温。味酸。无毒。

《液》云：敛咽疮，主消痈肿，散水气，杀邪毒。余初录本草苦酒条，《本经》一名醯，又一名苦酒，如为一物也。及读《金匮》治黄疸有麻黄醇酒汤，上美清酒五升煮二升，苦酒也。前治黄汗，有黄芪芍药桂枝苦酒汤。

饴即胶饴

气温。味甘。无毒。

入足太阴经药。

《液》云：补虚乏，止渴，去血。以其色紫凝如深琥珀色，

---

① 表：四库本作"气"。

谓之胶饴，色白而枯者，非胶饴，即饧糖也，不^①入药用。中满不宜用，呕家切忌，为足太阴经药，仲景谓呕家不可用建中汤，以甘故也。

香豉

气寒。味苦。阴也。无毒。

《象》云：治伤寒头痛，烦躁，满闷。生用。

《珍》云：去心中懊憹。

本草云：主伤寒头痛，寒热。伤寒初觉头痛，内热脉洪，起一二日，便作此加减，葱豉汤，葱白一虎口，豉一升，绵裹，以水三升，煎取一升，顿服取汗。若不汗，加葛根三两，水五升，煮二升，分二服。又不汗，加麻黄三两，去节。

玉　石　部

石膏

气寒。味甘^②辛，微寒，大寒。无毒。

入手太阴经、少阳经。

足阳明经。

《象》云：治足阳明经中热，发热，恶热，燥热，日晡潮热，自汗，小便滑赤，大渴引饮，肌肉壮热，苦头痛之药，白虎汤是也。善治本经头痛，若无，余证勿用。

《心》云：细理白泽者，良。甘寒，胃经大寒药，润肺除热，发散阴邪，缓脾益气。

《珍》云：辛甘，阴中之阳，止阳明经头痛，胃弱不可服，

---

① 不：四库本此字后作"可"。

② 甘：四库本作"苦"。

下牙痛，须用香白芷。

本草云：主中风寒热，心下逆气，惊喘口干，舌焦不能息，腹中坚痛，除邪鬼，产乳金疮，除时气头痛，身热，三焦大热，皮肤热，肠胃中膈气，解肌发汗，止消渴烦逆，腹胀暴气喘息，咽热。亦可作浴汤。

太上云：石膏发汗，辛寒，入手太阴也。

东垣云：微寒，足阳明也。又治三焦皮肤大热，手少阳也。仲景治伤寒阳明证，身热，目痛鼻干，不得卧。身以前，胃之经也；胸，胃肺之室。邪在阳明，肺受火制，故用辛寒以清肺，所以号为白虎汤也。鸡子为之使，恶莽草、马目毒公。

《药性论》云：石膏使，恶巴豆。唐本注：疗风，去热解肌。

滑石

气寒。味甘大寒。无毒。

入足太阳经。

《象》云：治前阴不利，性沉重，能泄上气，令下行，故曰滑则利窍，不可与淡渗同用。白者佳，杵细，水飞用。

本草云：主身热泄澼，女子乳难，癃闭，利小便，荡肠胃，积聚寒热，益精气，通九窍六腑津液，去留结，止渴，令人利中，入足太阳。滑能利窍，以通水道，为至燥之剂。猪苓汤用滑石，与阿胶同为滑利，以利水道。葱豉、生姜同煎，去粗澄清以解利。淡味渗泄为阳，解表利小便也，若小便自利，不宜以此解之。

《衍义》云：暴吐逆，不下食，以生细末二钱匕，温水调服，后以热①面压之。

---

① 热：四库本作"熟"。

朴硝

气寒。味苦辛。

《象》云：除寒热邪气，逐六腑积聚，结痼血癖，胃中食饮热结，去血闭，停痰痞满，消毒。揉细，生用。

盆硝即芒硝

气寒。味咸。

《心》云：去实热。经云：热淫于内，治以咸寒，此之谓也。

《珍》云：纯阴，热淫于内，治以咸寒。

本草云：主五脏积聚，久热胃闭，除邪气，破留血，腹中痰实结转，通经脉及月水，破五淋，消肿毒，疗天行热病。

《药性论》云：使，味咸，有小毒。通月闭癥瘕，下瘰疬黄疸，主漆疮，散恶血。

《圣惠方》：治代指①，用芒硝煎汤，淋渍之愈。

硝石

气寒。味甘辛。一②作苦辛。大寒，无毒。又云：咸，又云：甜，甜微缓于咸。

《液》云：硝石者，硝之总名也。但不经火者谓之生硝、朴硝，经火者谓之盆硝、芒硝。古人用辛，今人用咸，辛能润燥，咸能软坚，其意皆是。老弱虚人可下者，宜用。若用此者，以玄明粉代之，尤佳。《本经》谓利小便而堕胎，伤寒妊娠可下者用此，兼以大黄引之，直入大肠，润燥软坚，泻热，子母俱安。《内经》云：有故无殒③，亦无殒也，此之谓软。以在下言之，则便溺俱阴；以前后言之，则前气后血；以肾言之，总主大小便

---

① 代指：原作"伐指"，诸本同，据《本草纲目》卷十一改。

② 一：此字原脱，据东垣十书本和四库本补。

③ 殒：此下原衍"殒"字，诸本同，据《素问》删。

难，溺涩秘结俱为水少。经云：热淫于内，治以咸寒，佐以苦，故用^①芒硝、大黄，相须为使也。

玄明粉

气冷。味辛甘。无毒。

《液》云：治心热烦躁，五脏宿滞，癥瘕，明目，逐^②膈上虚热，消肿毒。注中有治阴毒一句，非伏阳不可用。若止用此除阴毒，杀人甚速。牙硝条下太清炼灵砂补注，谓阴极之精，能化火石之毒。

《仙经》云：阴中有阳之物。

硫黄

气温大热。味酸。有毒。

本草云：主妇人阴蚀，疽痔恶血，坚筋骨，除头秃，疗心腹积^③聚邪气，冷癖在胁，咳逆上气，脚冷疼弱无力，及鼻衄，恶疮，下部𧏾疮，止血，杀疥虫。

《液》云：如太白丹佐以硝石，来复丹用硝石之类，至阳佐以至阴，与仲景白通汤佐以人溺、猪胆汁大意相同，所以去格拒之寒，兼有伏阳不得不尔。如无伏阳，只是阴证，更不必以阴药佐之也。硫黄亦号将军，功能破邪归正，返滞还清，挺出阳精消阴，化魄生魂。

雄黄

气温寒。味苦甘。有毒。

本草云：主寒热，鼠瘘，恶疮，疽痔，死肌，疗疥虫𧏾疮，目痛，鼻中息肉，及绝筋破骨，百节中大风积聚，癖气中恶，

---

① 用：东垣十书本作"以"。

② 逐：原作"递"，据东垣十书本和四库本改。

③ 积：四库本作"结"。

腹痛鬼疰。

赤石脂

气大温。味甘辛酸。无毒。

本草云：主养心气，明目益精，疗腹痛，泄癖下利赤白，小便利，及痈疽疮痔，女子崩中漏下，产难，胞衣不出[①]。久服补髓，好颜色，益志[②]不饥，轻身延年。五色石脂，各入五脏补益。

东垣云：赤石脂、白石脂并温无毒，畏黄芩、芫花，恶大黄。

《本经》云：涩可去脱，石脂为收敛之剂，胞衣不出，涩剂可以下之。赤入丙，白入庚。

《珍》云：赤白石脂俱甘酸，阳中之阴，固脱。

《心》云：甘温，筛末用，去脱，涩以固肠胃。

《局方本草》云：青石脂养肝胆气，明目；黑石脂养肾气，强阴，主阴蚀疮；黄石脂养脾气，除黄疸，余与赤白同功。

禹余粮

气寒。味甘。无毒。

本草云：主咳逆寒热，烦满，下痢赤白，血闭癥瘕，大热。

本经云：重可去怯，禹余粮之重为镇固之剂。

本草注云：仲景治伤寒下痢不止，心下痞硬，利在下焦者，赤石脂禹余粮汤主之。赤石脂、禹余粮各一斤，并碎之，以水六升，煎取二升，去柤，分二服。

雷公云：看如石，轻敲便碎，可如粉也，兼重重如叶子雌黄，此能益脾，安五脏。

---

① 出：四库本作"下"。

② 志：东垣十书本作"老"。

代赭石

气寒。味苦甘。无毒。一名须丸，出姑幕者名[1]须丸，出代都[2]者名代赭。

入手少阴经。

足厥阴经。

本草云：主鬼疰，贼风蛊毒，杀精物恶鬼，腹中毒邪气，女子赤沃，漏下，带下百病，产难胞衣不出，堕胎，养血，除五脏血脉中热，血痹血瘀，大人小儿惊气入腹，及阴痿不起。

《圣济经》云：怯则气浮，重则所以镇之。怯者，亦惊也。

铅丹

气微寒。味辛，黄丹也。

本草云：主吐逆反胃，惊痫癫疾，除热下气，止小便利，除毒热筋挛，金疮溢血。又云[3]：镇心安神[4]，止吐血。

本经云：涩可去脱而固气。

成无己云：铅丹收敛神气，以镇惊也。

《药性论》云：君，治消渴，煎膏，止痛生肌。

白粉

本草云：一名胡粉，一名定粉，一名瓦粉。仲景猪肤汤用白粉，非此白粉，即白米粉也。黄延非治胸中寒，是治胸中塞，误写作"寒"字。

《药性论》云：胡粉，使，又名定粉。味甘辛，无毒，能治积聚不消。焦炒，止小儿疳痢。

---

① 名：东垣十书本作"为"。

② 都：东垣十书本和四库本作"郡"。

③ 云：四库本作"能"。

④ 神：四库本作"魂"。

陈藏器云：主久痢成疳。粉和水及鸡子白，服以粪黑为度，为其杀虫而止痢也。

紫石英

气温。味甘辛。无毒。

入手少阴经。

足厥阴经。

本草云：主心腹咳逆邪气，补不足，女子风寒在子宫，绝孕十年无子，疗上气心腹痛，寒热邪气结气，补心气不足，定惊悸，安魂魄，填下焦，止消渴，除胃中久寒，散痈肿，令人悦泽。久服温中，轻身延年。得茯苓、人参、芍药，共疗心中结气；得天雄、菖蒲，共疗霍乱。长石为之使，畏扁青、附子，不欲鮀甲、黄连、麦句[①]姜。

《衍义》云：仲景治风热瘛疭风引汤，紫石英、白石英、寒水石、石膏、干姜、大黄、龙齿、牡蛎、甘草、滑石等份，㕮咀，以水一升，煎去三分，食后量多少温呷之，不用渣，立效。

伏龙肝

气温。味辛。

《时习》云：主妇人崩中吐血，止咳逆，止[②]血，消痈肿。

《衍义》云：妇人恶露不止，蚕沙一两炒，伏龙肝半两，阿胶一两，同为末，温酒调，空心服三二钱，以止为度。

《药性论》云：单用亦可。咸，无毒。

日华子云：热，微毒。治鼻洪肠风，带下血崩，泄精尿血，催生下胞，及小儿夜啼。一云治心痛，及中风心烦。

---

① 句：原作“蔔”，据东垣十书本和四库本改。

② 止：四库本作“吐”。

陶隐居云：此灶中封釜月下黄土也。

白矾

气寒。味酸。无毒。

本草云：主寒热泄泻，下痢白沃，阴蚀恶疮，消痰止渴，除痼热，治咽喉闭，目痛，坚骨齿。

《药性论》云：使，有小毒。生含咽津，治急喉痹。

朱砂

味甘。

《珍》云：心热者，非此不能除。

《局方本草》云：丹朱味甘，微寒，无毒。养精神，安魂魄，益气明目，通血脉，止烦渴。

《药性论》云：君，有大毒。镇心抽风①。

日华子云：凉，微毒。润心肺，恶磁石，畏咸水。

硇砂

味咸。

本草云：破坚癖，独不用，入群队用之。味咸苦，辛温，有毒，不宜多服。主积聚，破结血，烂胎止痛，下气，疗咳嗽宿冷，去恶肉，生好肌，柔金银，可为焊药。

《药性论》云：有大毒，畏浆水，忌羊血。味酸咸，能腐坏人肠胃。生食之，化人心为血。能除冷病，大益阳事。

日华子云：北庭砂，味辛酸，暖，无毒，畏一切酸。补水脏，暖子宫，消冷癖瘀血，宿食，气块痃癖，及妇人血气心痛，血崩带下。凡修制用黄丹石灰作匮，煅赤使用，无毒。柔金银，驴马药亦用。

---

① 抽风：诸本同，《证类本草》卷三作"主抽风"，宜从。

东流水

味平。无毒。

《时习》云：千里水及东流水主病后虚弱，扬之万过，煮药，收禁神效。二者皆堪荡涤邪秽。此水洁净，诚与诸水不同，为云母所畏，炼云母粉用之。

甘澜水

《时习》云：扬之水上成珠者是也。治霍乱及入膀胱，治奔豚药用之，殊胜。

禽　　部

鸡子黄

气温。味甘。

本草云：阴不足补之以血。若咽有疮，鸡子一枚去黄，苦酒倾壳中，以半夏入苦酒中，取壳置刀环上熬，微沸去渣，旋旋呷之。又主除热，火疮痫痓，可作琥珀神物。黄和常山末为丸，竹叶汤服，治久疟不瘥；黄合须发煎消为水，疗小儿惊热下痢。

兽　　部

龙骨

气平，微寒。味甘，阳也。无毒。

本草云：主心腹鬼疰，精物老魅，咳逆，泄痢脓血，女子漏下，癥瘕坚结，小儿热气惊痫，疗心腹烦满，四肢痿枯，汗出，夜卧自惊，恚怒伏气在心下，不得喘息，肠痈内疽，阴蚀，止汗，缩小便，溺血，养精神，定魂魄，安五脏。

《本经》云：涩可去脱而固气。

成无己云：龙骨、牡蛎、铅丹皆收敛神气以镇惊，凡用烧通赤为粉。畏石膏。

《珍》云：固大肠脱。

麝香

气温。味辛。无毒。

本草云：主辟恶气，杀鬼精物，疗温疟，蛊毒痫痓，去三尸虫，疗诸凶邪鬼气，中恶心腹暴痛，胀急痞满，风毒，妇人产难堕胎。

牛黄

气平。味苦。有小毒。

本草云：主惊痫寒热，热盛狂痓，逐鬼除邪，疗小儿百病，诸痫热，口噤不开，大人癫狂，又堕胎，久服令人不忘。又云：磨指甲上黄者为真。又云：定魂魄，人参为使，得牡丹、菖蒲利耳目，恶龙骨、龙胆、地黄，畏牛膝。

犀角

气寒。味苦酸咸，微寒。无毒。

《象》云：治伤寒温疫头痛，安心神，止烦乱，明目镇惊，治中风失音，小儿麸豆，风热惊痫。镑用。

本草云：主百毒蛊疰，邪鬼瘴气，杀钩吻、鸩羽、蛇毒，除邪不迷惑，魇寐[1]，疗伤寒温疫，头痛寒热，诸毒气，能治一切疮肿，破血。

《液》云：升麻代犀角说，并见升麻条下。易老疗蓄血分三部，上焦蓄血，犀角地黄汤；中焦蓄血，桃仁承气汤；下焦蓄血，

---

[1] 魇寐：四库本作"心智"。

抵当汤丸，丸但缓于汤耳。三法的当，后之用者，无以复加。

阿胶

气微温。味甘辛[1]。无毒。甘辛[2]平。

味薄气厚，升也，阳也。

入手太阴经。

足少阴经、厥阴经。

《象》云：主心腹痛内崩，补虚安胎，坚筋骨，和血脉，益气止痢。炮用。

《心》云：补肺金气不足，除不足，甘温补血。出东阿，得火良。

本草云：主心腹内崩，劳极洒洒如疟状，腰腹痛，四肢酸痛，女子下血，安胎，丈夫小腹痛，虚劳羸瘦，阴气不足，脚酸[3]不能久立，养肝气，益肺气。肺虚极损，咳嗽，唾脓血，非阿胶不补。仲景猪苓汤用阿胶，滑以利水道。《活人书》四物汤加减例：妊娠下血者，加阿胶。

猪肤

气寒。味甘。

入足少阴经。

《液》云：猪皮味甘寒。猪，水畜也，其气先入肾，解少阴客热，是以猪肤解之。加白蜜以润燥除烦，白粉以益气断痢。

猪胆汁

气寒。味苦咸，苦寒。

《液》云：仲景白通汤加此汁，与人尿咸寒，同与热剂合，

---

① 辛：诸本同，《医学启源·药类法象》作"平"，宜从。

② 辛：诸本同，疑衍。

③ 酸：东垣十书本作"痛"。

中医非物质文化遗产临床经典读本

去格拒之寒；又与醋相合，内谷道中，酸苦益阴，以润燥泻便。

《本经》云：治伤寒热渴。又：白猪蹄可用，杂青色者不可食，疗疾亦不可。

《心》云：与人尿同体，补肝而和阴，引置[①]阳不被格拒，能入心而通脉。

獭肝

味甘。有毒。

本草云：主鬼疰蛊毒，却鱼鲠，止久嗽，烧灰服之。

猳鼠粪

治伤寒劳复，经言：牡鼠粪，两头尖者是，或在人家诸物中遗者。

人尿

《时习》云：疗寒热头疼，温气。童男子者尤良。

《衍义》云：人尿须用童男者。产后温一杯，压下败血恶物。久服令人及[②]虚，气血无热尤不可多服，此亦性寒，故治热劳方中亦用也。

日华子云：小便凉，止劳渴嗽，润心肺，疗血闷热狂，扑损瘀血晕绝，及蛇犬等咬，以热尿淋患处。难产胞衣不下，即取一升，用姜、葱煎，乘热饮即下。

虫　　部

牡蛎

气微寒。味咸平。无毒。

---

① 置：诸本同，疑衍。

② 及：东垣十书本和四库本作"及"，宜从。

入足少阴经。

《象》云：治伤寒寒热温疟，女子带下赤白，止汗，止心痛气结，涩大小肠，治心胁痞。烧白，杵①细用。

《珍》云：能软积气之痞，经曰：咸能软坚。

《心》云：咸平。熬，泄水气。

本草云：主伤寒寒热，温疟洒洒，惊恚怒气，除拘缓②鼠瘘，女子带下赤白，除留热在关节，荣卫虚热往来不定，烦满，止汗，心痛气结，止渴，除老血，涩大小肠，止大小便，疗泄精，喉痹咳嗽，心胁下痞热，能去瘰疬一切疮肿。入足少阴，咸为软坚之剂，以柴胡引之，故能去胁下之硬；以茶引之，能消结核；以大黄引之，能除股间肿。地黄为之使，能益精收涩，止小便，本肾经之药也，久服强骨节，杀邪鬼，延年。贝母为之使，得甘草、牛膝、远志、蛇床子良，恶麻黄、吴茱萸、辛夷。

《药性论》云：君主之剂，治女子崩中，止血及盗汗，除风热，定痛，治温疟。又和杜仲服，止盗汗。为末，蜜丸，服三十丸，令人面光白，永不值时气。又治鬼交精出，病人虚而多热加用之，并地黄、小草。

陈士良云：牡蛎捣粉，粉身③，治大人、小儿盗汗。和麻黄根、蛇床子、干姜为粉，粉身，去阴汗。《衍义》意同。

文蛤

气平。味咸。无毒。

本草云：主恶疮，蚀五痔，咳逆胸痹，腰痛胁急，鼠瘘，

---

① 杵：东垣十书本作"研"。

② 缓：四库本作"挛"。

③ 身：四库本作"能"，下句同。

大孔出血，崩中漏下，能利水。治急疳蚀口鼻，数日尽欲死，烧灰，腊猪脂和涂之。坠痰软坚，止渴，收涩固济。蛤粉也，咸能走肾，可以胜水。文蛤尖而有紫斑。

虻虫

气微寒。味苦平。有毒。

本草云：主目中赤痛，眦伤泪出，瘀血血闭，寒热酸𢝰，无子，炒去翅、足。

水蛭一名蚂蟥

气微寒。味咸苦平。有毒。

本草云：主逐恶血，瘀血月闭，破血瘕积聚，无子，利水道，堕胎。炒用，畏盐。苦走血，咸胜血，仲景抵当汤用虻虫、水蛭，咸苦以泄蓄血，故经云：有故无殒也。虽可用之，亦不甚安，莫若四物汤加酒浸大黄各半，下之极妙。

䗪虫

味咸寒。有毒。

本草云：主心腹寒热洒洒，血积癥瘕，破坚，下血闭，生子大良。仲景主治久瘕积结，有大黄䗪虫丸。

《衍义》云：乳汁不行，研一枚，水半合，滤清汁服，勿令服药人知之。

鼠妇

气温，微寒。味酸。无毒。

本草云：主气癃不得小便，妇人月水闭，血瘕，痫痓寒热，利水道。仲景治久疟，大鳖甲丸中使之，以其主寒热也。

《衍义》云：鼠妇，湿生虫也。

蜘蛛

微寒。

本草云：主大人小儿癫疝。七月七日取其网，疗喜^①忘。仲景治杂病，狐疝，偏有大小，时时上下者，蜘蛛一十四个，熬焦，桂半两。研细为散，八分匕^②，酒调服，日再，蜜丸亦通。

蛴螬

微寒、微温。味咸。有毒。

本草云：主恶血血瘀，痹气破折，血在胁下坚满痛，月闭，目中淫肤，青翳白膜，吐血在胸中不去，及破骨踒折血结，金疮血塞，产后中寒，下乳汁。仲景治杂病方，大黄䗪虫丸中用之，以其主胁下坚满也。《续传信方》治喉痹，取虫汁点在喉中，下即喉开也。《时习》补入。

蜜

气平微温。味甘。无毒。

本草云：主心腹邪气，诸惊痫痉，安五脏诸不足，益气补中，止痛解毒，除众病，和百药，养脾气，除心烦，饮食不下，止肠澼，饥^③中疼痛，口疮，明耳目。

《液》云：凡炼蜜，必须用火熬开，以纸覆经宿，纸上去蜡尽，再熬色变，不可过度，令熟入药。

蜣螂

气寒。味酸。有毒。

本草云：治小儿惊风瘈疭，腹胀寒热，大人癫疾狂易，手足端寒，支满奔豚。

日华子云：堕胎，治疰忤。和干姜，敷恶疮，出箭头。

《图经》云：心主丁疮。

---

① 喜：东垣十书本作"善"。

② 匕：原作"已"，据东垣十书本和四库本改。

③ 饥：诸本同，《证类本草》卷二十、《本草纲目》卷三十九作"肌"，宜从。

《衍义》云：大小二种，一种大者为胡蜣螂，身黑光，腹翼下有小黄子，附母飞行，昼不出，夜方飞，至人家户庭中见灯光则来；一种小者，身黑暗，昼方飞出，夜不出。今当用胡蜣螂，以其小者研三十枚，以水灌牛马肠结，佳。

鳖甲

气平。味咸。无毒。

本草云：主心腹癥瘕坚积，寒热，去鼻中息肉，阴蚀，痔，恶肉，疗温疟，血瘕，腰痛，小儿胁下坚。

《衍义》云：治劳瘦[①]，除骨热[②]极佳。

蛇蜕

《心》云：去翳膜用之，取其意也。

日华子云：止呕逆，小儿惊悸客忤，催生，疬疡，白癜风。煎汁敷，入药炙用。

蝉蜕

《心》云：治同蛇蜕。

《药性论》云：使，治小儿浑身壮热惊痫，兼能止渴。又云：其蜕壳，头上有一角，如冠状，谓之蝉花，最佳，味甘寒，无毒，主小儿天吊惊痫瘛疭，夜啼心悸。

白僵蚕

味咸辛平。无毒。

本草云：主小儿惊痫夜啼，去三虫，灭黑皯，令人面色好，男子阴疡病，女子崩中赤白，产后余痛，灭诸疮瘢痕。生颖川平泽，四月取自死者，勿令中湿，湿中有毒，不可用。

---

① 瘦：四库本作"嗽"。

② 热：四库本作"蒸"。

斑蝥

味辛酸。有毒。

本草云：主寒热鬼疰蛊毒，鼠瘘疥癣，恶疮疽蚀，死肌，破石癃血积，伤人肌，堕胎。畏巴豆。

乌蛇

无毒。

本草云：主诸风瘙瘾疹，疥癣，皮肤不仁，顽痹诸风。用之炙，入丸散，浸酒合膏。背有三棱，色黑如漆，性善不噬物，江东有黑梢蛇，能缠物至死，亦是其类，生商洛山。

五灵脂

味甘温。无毒。

本草云：主疗心腹冷气，小儿五疳，辟疫，治肠风，通利气脉，女子月闭，出北地，此是寒号虫粪也。

绯帛

《液》云：主恶疮，丁肿，毒肿，诸疮有根者。作膏用帛如手大，取露蜂房弯头棘刺，烂草节二寸许，乱发烧末作膏，主丁疮肿。又主小儿初生脐未落时，肿痛水出，烧为末，细研敷之。又五色帛，主盗汗，拭干讫。弃五道头，仲景治坠马，及一切筋骨损方中用。

索 引

（按笔画排序）

二画

丁香·····98

人尿·····135

人参·····69

三画

三棱·····84

干姜·····118

干漆·····107

大麦蘖·····122

大枣·····113

大黄·····67

大戟·····73

大腹子·····95

小麦·····122

山茱萸·····96

山药·····60

川芎·····45

川椒·····95

川楝子·····112

马兜铃·····88

四画

王不留行·····86

天门冬·····76

天南星·····89

天麻·····49

木瓜·····116

木香·····64

木通·····87

五灵脂·····140

五味子·····72

车前子·····87

水蛭·····137

贝母·····65

牛黄·····133

升麻 …………………… 39

乌头 …………………… 50

乌药 …………………… 107

乌梅 …………………… 116

乌蛇 …………………… 140

文蛤 …………………… 136

巴豆 …………………… 111

五画

甘李根白皮 …………… 117

甘松 …………………… 76

甘草 …………………… 61

甘遂 …………………… 72

甘澜水 ………………… 132

艾叶 …………………… 78

石韦 …………………… 88

石膏 …………………… 124

龙骨 …………………… 132

东流水 ………………… 132

生地黄 ………………… 60

生枣 …………………… 114

生姜 …………………… 117

代赭石 ………………… 129

白及 …………………… 89

白术 …………………… 55

白头翁 ………………… 78

白芷 …………………… 45

白豆蔻 ………………… 52

白附子 ………………… 88

白矾 …………………… 131

白前 …………………… 63

白粉 …………………… 129

白僵蚕 ………………… 139

白薇 …………………… 63

瓜蒂 …………………… 120

冬葵子 ………………… 120

玄明粉 ………………… 127

玄参 …………………… 79

半夏 …………………… 71

六画

地骨皮 ………………… 105

地榆 …………………… 85

芍药 …………………… 57

朴硝 …………………… 126

百合 …………………… 79

当归 …………………… 56

肉豆蔻 ………………… 75

朱砂 …………………… 131

竹叶 …………………… 108

竹茹 …………………… 108

伏龙肝 ………………… 130

延胡索 ………………… 52

防己 …………………… 82

防风 …………………… 38

红豆蔻 ………………… 75

红蓝花 ············ 53

七画

麦门冬 ············ 77

赤小豆 ············ 121

赤石脂 ············ 128

芫花 ············ 112

苇叶 ············ 82

苁蓉 ············ 79

苍术 ············ 55

芦根 ············ 81

苏木 ············ 112

苏合香 ············ 100

杜仲 ············ 110

杏仁 ············ 115

连轺 ············ 69

连翘 ············ 69

吴茱萸 ············ 96

牡丹皮 ············ 104

牡蛎 ············ 135

皂荚 ············ 107

佛耳草 ············ 90

羌活 ············ 40

沙参 ············ 70

没药 ············ 113

沉香 ············ 99

良姜 ············ 53

诃黎勒 ············ 110

阿胶 ············ 134

陈皮 ············ 114

鸡子黄 ············ 132

八画

青皮 ············ 114

苦参 ············ 81

苦酒 ············ 123

郁李仁 ············ 111

郁金 ············ 89

败蒲 ············ 82

败酱 ············ 82

知母 ············ 64

侧柏叶 ············ 93

金铃子 ············ 113

乳香 ············ 99

饴 ············ 123

炊单布 ············ 121

泽泻 ············ 74

细辛 ············ 44

九画

荆芥穗 ············ 117

茜根 ············ 85

荛花 ············ 73

荜茇 ············ 51

荜澄茄 ············ 51

草龙胆 ············ 85

草豆蔻 ············ 51

茵陈蒿 ……………… 78

茴香 ……………… 53

茯苓 ……………… 106

茯神 ……………… 107

茗苦茶 ……………… 108

胡芦巴 ……………… 88

胡椒 ……………… 95

枳壳 ……………… 103

枳实 ……………… 103

柏子仁 ……………… 93

柏皮 ……………… 93

栀子 ……………… 101

威灵仙 ……………… 44

厚朴 ……………… 98

牵牛 ……………… 83

韭白 ……………… 119

虻虫 ……………… 137

香附子 ……………… 51

香豉 ……………… 124

香薷 ……………… 121

禹余粮 ……………… 128

盆硝 ……………… 126

独活 ……………… 40

前胡 ……………… 63

神曲 ……………… 122

十画

秦艽 ……………… 49

秦皮 ……………… 109

桂 ……………… 91

桔梗 ……………… 48

栝楼根 ……………… 85

桃仁 ……………… 115

柴胡 ……………… 41

铅丹 ……………… 129

射干 ……………… 81

益智 ……………… 97

酒 ……………… 123

海藻 ……………… 73

通草 ……………… 86

桑东南根 ……………… 113

桑白皮 ……………… 109

十一画

黄芩 ……………… 65

黄芪 ……………… 54

黄连 ……………… 67

黄柏 ……………… 102

菊花 ……………… 86

梧桐泪 ……………… 113

梓白皮 ……………… 109

硇砂 ……………… 131

蛇床 ……………… 90

蛇蜕 ……………… 139

猪苓 ……………… 105

猪肤 ……………… 134

猪胆汁·············· 134

麻仁·············· 61

麻黄·············· 46

商陆根·············· 74

旋覆花·············· 74

淡竹叶·············· 108

绯帛·············· 140

十二画

琥珀·············· 111

斑蝥·············· 140

款冬花·············· 80

葳蕤·············· 78

葛根·············· 42

葱白·············· 119

葶苈·············· 86

硝石·············· 126

硫黄·············· 127

雄黄·············· 127

紫石英·············· 130

紫参·············· 80

紫草·············· 85

紫葳·············· 110

蛴螬·············· 138

黑大豆·············· 122

黑附子·············· 49

猥鼠粪·············· 135

滑石·············· 125

犀角·············· 133

十三画

蓬莪茂·············· 84

蒲黄·············· 76

槐花·············· 94

槐实·············· 94

蜣螂·············· 138

蜀葵花·············· 120

蜀漆·············· 76

鼠妇·············· 137

鼠黏子·············· 49

粳米·············· 121

十四画

蔓荆子·············· 94

槟榔·············· 100

酸枣·············· 95

蜘蛛·············· 137

蝉蜕·············· 139

蜜·············· 138

缩砂·············· 50

十五画

熟地黄·············· 59

十六画

薤白·············· 120

薏苡仁·············· 61

薄荷·············· 119

獭肝 ························· 135

十七画

藁本 ·······················47

檀香 ······················· 100

十八画

䗪虫 ······················· 137

瞿麦 ·······················87

藿香 ·······················99

十九画

鳖甲 ······················· 139

二十一画

麝香 ······················· 133